LES STATIONS
THERMALES & CLIMATIQUES

DE LA

GRANDE-BRETAGNE

PAR

Le Docteur NEVILLE WOOD

TRADUCTION FRANÇAISE

PAR

G. MONOD   A.-E.-E. REBOUL

Médecin Consultant à Vichy   Médecin Consultant à Chatel-Guyon

Fellows of the Royal Society of Medicine

24 PLANCHES HORS TEXTE

PARIS

A. MALOINE, ÉDITEUR

25-27, Rue de l'École de Médecine, 25-27

1914

LES STATIONS

THERMALES ET CLIMATIQUES

DE LA

GRANDE-BRETAGNE

LES STATIONS
THERMALES ET CLIMATIQUES

DE LA

GRANDE-BRETAGNE

PAR

Le Docteur NEVILLE WOOD

TRADUCTION FRANÇAISE

PAR

G. MONOD   **A.-E.-E. REBOUL**
MÉDECIN CONSULTANT A VICHY   MÉDECIN CONSULTANT A CHATEL-GUYON
FELLOWS OF THE ROYAL SOCIETY OF MEDICINE

————

PARIS

A. MALOINE, ÉDITEUR

25-27, RUE DE L'ÉCOLE-DE-MÉDECINE, 25-27

1914

AVANT-PROPOS DES TRADUCTEURS

En présentant à nos confrères de France cette traduction (1)
de l'ouvrage du D' Neville Wood, nous croyons nécessaire de
la faire précéder de quelques mots d'explications et de com-
mentaires, tant au sujet de l'ouvrage lui-même qu'au sujet du
but que nous nous sommes proposé en le traduisant.

Cet ouvrage (*Health Resorts of the British Islands*, University
of London Press, Londres, 1912) a été publié sous la direction
du Dr Neville Wood, et avec la collaboration d'un comité
nommé par le Bureau de la Section de Balnéologie et de Climatologie de la Société Royale de Médecine. Il venait combler
une lacune, car nos confrères d'Outre-Manche ne possédaient
pas de manuel récent, officiel et impartial de leurs villes d'eaux
et de leurs stations climatériques, et l'autorité indiscutable
des collaborateurs est le plus sûr garant de sa documentation
exacte et de son impartialité absolue. L'ouvrage est divisé en
deux parties principales : stations thermales et climatériques de

(1) Nous avons cru bien faire en supprimant ou en abrégeant certaines
parties qui nous ont paru de moindre importance pour le lecteur français, notamment dans la première partie (*Stations thermales et climatiques de l'intérieur*) car nous avons estimé, d'accord en cela avec l'auteur,
que certaines stations n'offraient qu'un intérêt secondaire au point de
vue international. Quant à la seconde (*Stations maritimes*) nous l'avons tra-
duite à peu près intégralement.

l'intérieur, et stations maritimes, avec un bref chapitre sur une institution britannique par excellence, les établissements dits « hydropathiques », qui correspondent à la fois à nos maisons de régime et à certaines de nos cliniques françaises. Un dernier chapitre consacré aux stations de la Grande-Bretagne au point de vue international nous montre clairement ce que l'auteur a voulu faire, et nous expose sa conception « internationale » des stations britanniques, conception que certains de nos lecteurs pourront ne pas partager, mais qui n'en est pas pas moins tout à fait impartiale et sans nul esprit de chauvinisme étroit.

Quant au but que nous nous sommes proposé, nous ne nous dissimulons point que certains pourront le mal interpréter ; mais si l'on prétendait nous accuser de prôner la supériorité des stations britanniques sur nos stations françaises et par ainsi de porter préjudice à nos stations, notre réponse serait aussi facile que concluante : l'auteur connaît parfaitement nos stations et il a déclaré à maintes reprises que, même si le libre échange des malades entre les deux pays était un fait accompli, la différence resterait toujours en faveur de nos stations françaises qui sont de beaucoup les plus nombreuses et offrent une bien plus grande variété de climats et d'altitudes, ainsi qu'une gamme d'eaux minérales bien plus variée.

Depuis cinq ou six ans le nombre des malades anglais qui viennent à nos stations françaises s'élève régulièrement, car ces malades se laissent sans doute de moins en moins hypnotiser par l'omnipotente supériorité des stations étrangères concurrentes ; il est donc à tout le moins utile que les médecins français, auxquels s'adresseront ces malades d'Outre-Manche, soient au courant des stations que ces malades possèdent chez eux et des ressources qu'offrent ces stations. D'autre part, dans nos clientèles françaises nous rencontrons parfois des malades d'humeur voyageuse, ou dont l'état nécessite un changement complet de milieu et d'habitudes, car ils ont « tout essayé », et que nous pourrions avec avantage aiguiller sur une station britannique si nous savions où les envoyer ; ce sont précisément là les renseignements que l'on trouvera dans le présent ouvrage.

Enfin nous croyons faire œuvre utile d'internationalisme médical, sans oublier nullement nos origines et sans que l'on puisse nous accuser de renier notre douce France. « Qui se connaît bien, s'aime bien », dit un vieux proverbe, et nous sommes persuadés que si nous connaissons mieux nos voisins et amis nous les aimerons mieux, parce que nous les comprendrons mieux : c'est dans cet esprit que nous présentons aujourd'hui notre travail, estimant avec le Dr Neville Wood que l'on ne peut considérer les stations anglaises comme les rivales des stations françaises, et vice versa, « car à part des différences de climat elles se complètent mutuellement ».

G. MONOD,
Vichy, avril 1914.

A. E. E. REBOUL,
Châtel-Guyon, avril 1914.

INTRODUCTION

LES EAUX MINÉRALES NATURELLES

I. — Influence du climat.

L'action jointe et réciproque du climat et des eaux est journellement reconnue par les hydrologistes. C'est une loi à laquelle nos stations ne sauraient faire exception. La situation géographique des Iles Britanniques et les caractères du climat marin devaient modifier profondément l'effet de nos eaux minérales. Ce n'est point assez dire : c'est souvent une action dominante qu'ils exercent sur le traitement.

S'agit-il de bains? Nous savons combien une cure est bien supportée quand la fraîcheur et la sécheresse de l'atmosphère permettent la facile élimination de la chaleur emmagasinée par l'organisme. Et, réciproquement, comment, dans un climat humide et chaud, le patient aura de la peine à supporter son traitement, jusqu'à présenter peut-être les signes de ce que l'on a appelé la « débilité thermale ». Pour que le traitement produise son effet optimum, certaines conditions physiques sont à rechercher. Les différents pays, les localités diverses nous offrent toutes les nuances de la gamme climatique, et la désignation d'un climat exerce la sagacité d'un médecin tout autant que la désignation d'une source.

A cet égard nos stations contrastent avec celles du Continent. Elles sont plus rapprochées du cercle polaire de cinq à dix degrés. Jetez les yeux sur les isothermes de l'Europe en été ; nos stations se placent entre les limites 14° et 17° ; entre 18° et 20° vous trouverez celles de l'Allemagne du Nord ; à 21° les villes d'eaux de Savoie et d'Auvergne ; les italiennes s'encadrent entre les isothermes 21° et 25°. (Ces chiffres ne tenant pas compte de l'altitude.)

Mais la position géographique n'est que l'un des nombreux facteurs qui concourent à rendre nos étés relativement frais, avec de fréquents changements de température. La situation et l'altitude entrent en jeu. Prenez des stations thermales telles que Buxton, Harrogate, Llandrindod, Llangammarch, leurs climats sont du type du nord et de l'est, de ceux qu'on appelle « stimulants » ou « toniques ». Bien ouvertes au vent, l'été y est tempéré ; elles sont toutes à une certaine altitude en pays montagneux ou dans les « moors ».

C'est un climat tout différent que vous trouverez à l'ouest, à Bath, à Leamington ou à Cheltenham. Il se rapproche du type continental et d'aucuns le déclareront « débilitant » ou « énervant ». Voici donc deux climats qui s'opposent ou qui, mieux, se complètent, deux types de climats qui s'offrent à deux types de malades. « Je ne me porte bien qu'en hiver », dira l'un, tandis que l'autre déclare : « Je ne commence à vivre que s'il fait chaud ».

Mais entre ces climats aux caractères opposés il y a toute une catégorie intermédiaire, climats stimulants et sédatifs à la fois. Les réactions individuelles entrent ici en jeu. Dans les cas d'épuisement nerveux, ils peuvent rendre de grands services : citons Strathpeffer, Bridge of Allan, Woodhall Spa et Matlock Bath.

II. — Classification des eaux thermales.

1° Eaux thermales et sub-thermales.

Cette classe surabondante dans les districts volcaniques de France, en Allemagne, en Italie, en Algérie, et ailleurs, est également représentée par plusieurs sources en Angleterre. Citons en première ligne Bath (40°-49°) et Buxton (28°) dont les Romains se servaient déjà, et Matlock Bath (20°). Ces eaux thermales simples sont peu minéralisées, mais renferment une quantité considérable d'azote et d'autres gaz, et sont souvent très radio-actives. On les emploie surtout pour l'usage externe sous toutes formes de traitements, mais elles sont prescrites aussi en boisson à titre d'altératif ou de dissolvant.

Bath, tant par la thermalité de ses eaux que par la douceur de son climat est bien adapté aux cures thermales.

Que ce soit en hiver, en automne ou au printemps, Bath est une station admirable pour les malades débilités, surtout pour ceux qui ont déjà atteint un certain âge. Bien des troubles d'origine rhumatismale ou goutteuse sont améliorés par les bains, tandis que les processus de dégénérescence vasculaire ou nerveuse sont enrayés. Les états goutteux sub-inflammatoires du tissu conjonctif et la faiblesse ou l'irritation des nerfs et des vaisseaux qui en résulte cèdent souvent à l'influence sédative de ces bains. Tenons compte aussi de la proportion considérable de sulfate de chaux que ces eaux contiennent (1,3/1000), car ces composants la rendent non seulement diurétique mais gastro-tonique.

2° Eaux sulfureuses et sulfatées calciques.

Dans les districts volcaniques on rencontre à chaque pas des sources sulfureuses *chaudes*. Les sources *froides* contiennent d'habitude plus de soufre, souvent sous la forme H_2S. Toutes les sources sulfureuses de la Grande-Bretagne sont froides, sulfatées sodiques ou calciques. Il semble que l'élément basique soit d'intérêt secondaire et que l'effet thérapeutique dépende des combinaisons organiques auxquelles donne lieu le radical soufré dans des conditions spéciales d'activité.

Une tradition généralement adoptée veut que les eaux sulfureuses soient particulièrement efficaces dans les affections scrofuleuses et dans les dermatoses, dans les troubles hépatiques et certaines dyspepsies. Bien des cas de goutte et de pléthore goutteuse, de rhumatisme chronique et sub-aigu en relèvent également. Elles aident aussi à l'élimination du mercure dans le traitement de la syphilis. Les eaux sulfureuses pures sont généralement constipantes, et chez les prédisposés peuvent causer de l'anémie par un processus hémolysant dû à une combinaison du soufre et de l'hémoglobine. Il est probable que quelque changement indéterminé se produit, en effet, dans le sang. L'élimination se fait par la peau aussi bien que par les reins et la muqueuse bronchique.

Harrogate, la principale station de la Grande-Bretagne, possède une série de sources avec une minéralisation qui varie de 3 à 13 0/00. Les unes sont donc hypertoniques et purgatives. Les autres, contenant des carbonates de calcium et de magnésium, sont plutôt astringentes. Ajoutez des sources ferrugineuses et vous comprendrez quel riche arsenal thérapeutique nous possédons à Harrogate.

Llandrindod Wells (Pays de Galles) a des sources sulfureuses hypotoniques, laxatives et diurétiques.

A côté de ces eaux sulfureuses salées il nous faut classer les eaux sulfureuses pures. Elles produisent les effets typiques du traitement sulfureux.

En première ligne *Strathpeffer Spa*. Les deux sources les plus fortes contiennent de 40 à 69 vol. d'H^2S pour 1.000 et seulement de 1 à 1,6 d'éléments minéraux. Ces eaux doivent être prises à la source.

Llanwrtyd a une eau sulfureuse forte dont l'abondance se prête bien aux traitements par les bains.

3° Eaux chlorurées.

Elles sont fort abondantes. *Droitwich* a une eau saturée contenant 327 0/000 de NaCl, soit dix fois la teneur de l'eau de mer. L'effet spécial des eaux salines est dû à la stimulation des terminaisons nerveuses cutanées par des particules cristallisées.

Si nous passons aux eaux chlorurées potables, bien que nous n'en possédions aucune qui soit chaude ou effervescente, le groupe est bien représenté. Certaines contiennent, en outre, des sels de calcium et de barium et à leurs variations considérables de composition correspondent des variations d'indication.

Les eaux fortement hypertoniques (30 à 50 0/00) irritent la muqueuse intestinale, mais peuvent être employées à doses faibles si les reins fonctionnent bien, dans les cas de pléthore abdominale. Les eaux à concentration plus faible (5 à 20 0/00) tendent à décaper la muqueuse gastrique et provoquent la vaso-dilatation. Absorption et nutrition générale en sont favorisées. Ces mêmes actions se retrouvent avec certaines eaux sulfurées, salines, type Harrogate.

Woodhall Spa est un type de source chlorurée de force moyenne (20 0/00) hypertonique. A côté citons *Bridge of Allan* dont les eaux sont isotoniques, *Leamington* dont les eaux sont gastro-toniques et diurétiques grâce à leur sulfate de chaux, et légèrement laxatives.

Llangammarch (Galles), est du même groupe mais se caractérise par ses sels de barium. Ce sel est considéré comme cardio-tonique, aussi les affections circulatoires y sont-elles traitées par les bains thermaux.

Enfin *Chellenham*, autrefois très fréquentée, n'est pas la moins intéressante du groupe. Les sulfates de soude et de magnésie s'ajoutent ici au Nacl. Une des sources contient du bicarbonate de soude : elle représente à elle seule le groupe alcalin.

4° Eaux ferrugineuses.

A côté des stations déjà citées Harrogate, Strathpeffer, Llandrindod, etc., qui ont des sources contenant du carbonate de fer, on peut mentionner :

Trefriw avec 4 0/00 de protosulfate de fer, de la silice et de la chaux.

5° Eaux non minéralisées.

Ce sont des eaux dites « dissolvantes » dont le puits Sainte-Anne à *Malvern* est le prototype. Comme les eaux similaires elle agit par lavage des tissus et aide aux processus d'élimination.

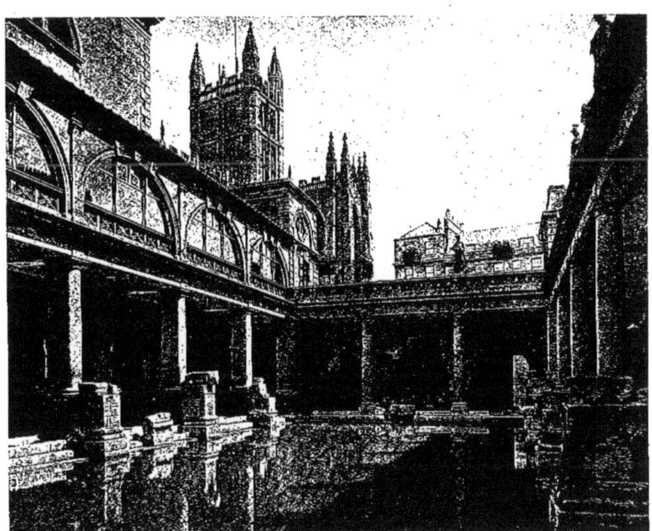
BATH, THE GREAT ROMAN BATH.

STATIONS THERMALES ET CLIMATIQUES DE L'INTÉRIEUR PAR ORDRE ALPHABÉTIQUE

BATH

Bath est agréablement située sur les rives de l'Avon, à une vingtaine de kilomètres de Bristol. La ville s'étend dans la large vallée et sur les pentes qui l'encadrent de part et d'autre. Elle est orientée au midi et protégée du côté nord-est par les collines mêmes sur lesquelles elle est bâtie. Les nombreux vestiges qui subsistent du temps de l'occupation romaine et ses beaux monuments du xviiie siècle, nous renseignent d'emblée sur les deux plus grandes époques de son histoire. Le climat est doux et égal. Les vents dominants soufflent du sud et sud-ouest, la neige est exceptionnelle, et les gelées occasionnelles ne sont jamais de longue durée. Les parties hautes de la ville sont nettement plus exposées et de climat plus tonique.

A côté de ses avantages de station thermale, Bath offre donc de précieuses ressources pour ceux qui redoutent ce que l'hiver anglais peut avoir de brutal, et la saison s'étend du début de l'automne à la fin du printemps. Bien que les établissements ne soient jamais fermés, la saison thermale proprement dite n'empiète guère ni sur les mois d'été ni sur les mois d'hiver, les bains chauds étant moins bien tolérés à ces époques extrêmes. Elle est donc double :

février à juin d'une part, septembre à novembre de l'autre. Mais certains malades, les rhumatisants, préfèrent les semaines les plus chaudes de l'année. En somme un climat mou qui s'offre à tous les malades qui ont à redouter les extrêmes, aux vieillards, aux scléreux, aux rhumatisants. Et par ailleurs une station dont la saison bat son plein au moment où les autres sont fermées.

C'est ici du reste la seule source chaude de la Grande-Bretagne; source qui débite une quantité illimitée d'eau chaude et radioactive.

Ces conditions si particulières expliquent pourquoi Bath s'adresse toujours davantage à une clientèle étrangère, qui trouve ici précisément ce que l'Anglais va chercher à l'étranger, le changement complet de milieu. Sur le Continent l'on ne rencontrerait nulle part ni à aucun moment de l'année un climat exactement similaire. L'été le visiteur trouvera ici une station intermédiaire entre les stations trop chaudes de son propre pays et les stations situées plus au Nord où le contraste serait trop vif.

La question régime a fait l'objet d'une étude spéciale. Dans les principaux hôtels tout a été prévu pour répondre aux désirs exprimés par un comité médical.

Les principales indications cliniques peuvent se résumer par la liste suivante : 1° Dégénérescence artérielle chez les vieillards ; 2° goutte chronique avec complications rénales et vasculaires ; 3° néphrites parenchymateuses et interstitielles ; 4° les différentes formes de rhumatisme chronique ; 5° névrites et peri-névrites douloureuses ; 6° bronchite chronique et emphysème ; 7° affections tropicales ; 8° faiblesse générale chez l'enfant.

L'eau de Bath peut-être qualifiée : simple, hypotonique, calcique. Elle émane de trois sources de composition identique qui débitent 2.250 mètres cubes par 24 heures.

En voici l'analyse :

Pour mille

Sulfate de calcium		1,47
» de strontium		0,03
» de sodium		0,33
» de potassium . . . . »		0,003
Carbonate de calcium		0,12
Chlorure de magnésium		0,22
» de sodium		0,12
» de lithium		0,001
Silice		0,02
Brome		traces
Nitrates		0
Carbonate de fer		0,22
Total		2,37

Le Professeur Sir James Dewar a reconnu la présence des gaz rares :

Argon	$14\ ^0/_{00}$
Helion	$1,2\ ^0/_{00}$

et des traces de krypton et de xenon.

Caractères physiques : Eau limpide sans odeur ni saveur. Vue en masse, elle est d'une coloration vert-jaune. Température : 45 à 49°. Densité : 1,0166. La tension osmotique équivaut à celle d'une solution de sel marin à 1,09 0/00.

Sir William Ramsay a dosé la radioactivité des eaux et de leur émanation :

En milligrammes
pour
un million de litres

Radium dans l'eau de la source King's Spring		0,1387
Niton (émanation du radium), même source		1,73
» » source Cross Bath		1,93
» » » Hetling Bath . . .		1,70
» » dans les gaz du King's Well .		33,65

Chiffres remarquables qui prouvent une radioactivité plus de deux fois plus élevée que celle de toute autre source de la Grande-Bretagne. Pour les comparer avec les sources continentales il faudrait une technique et des unités de mesure qui fussent les mêmes de part et d'autre.

En somme deux points à considérer : la notable proportion de sels de chaux dissous, assimilables, qui sont certainement un facteur important de l'action de l'eau, et d'autre part la très faible proportion de NaCl qui permet aux urates de s'éliminer plus facilement.

Il est bien probable que nous tenons là une explication plausible de l'efficacité d'une eau dont la chimie ne nous donne qu'une explication incomplète.

Les doses prescrites varient de 300 à 600 grammes matin et soir. Elles peuvent être graduellement augmentées, d'après la diurèse observée.

Dans les troubles gastriques, appétit et digestion sont améliorés. La goutte, la glycosurie goutteuse constituent une des meilleures indications de la cure. Elle est également adjuvante dans les cas de rhumatisme chronique et déformant. Ce que nous avons dit de son action dissolvante sur les urates explique que l'eau de Bath soit employée contre les calculs rénaux ; d'autant que, ne rendant pas l'urine alcaline, elle ne précipite point les phosphates. Enfin amélioration nette des anémies simples et de la chlorose.

Établissement thermal. — Le Queen's, auquel s'accolent deux autres établissements, comporte aussi la buvette, « la promenade » avec salle de concert, salons, et galerie couverte dominant les anciens bains romains. L'abondance des sources permet d'appliquer les traitements sans adjonction d'aucune sorte. Les bains de vapeur sont donnés avec la vapeur et les gaz provenant directement des puits d'émergence. Le mode de traitement caractéristique de Bath c'est la piscine à immersion profonde contenant environ 4.000 litres d'eau chaude où le malade peut librement se mouvoir,

la pression hydrostatique soulageant d'autant ses membres dou-
loureux.

A côté de ce traitement spécial tous les modes de traitement
thermal sont appliqués : eau, vapeur, air, boue, électricité, etc.
Mais il faut mentionner les trois grandes piscines de natation à la
température différente, et un institut Zander bien outillé.

Tout cet arsenal physiothérapique est destiné à combattre les
formes articulaires de la goutte, les arthrites chroniques, la sciatique et les névrites, le saturnisme, les ankyloses, les dermatoses.

Les inhalations de vapeur naturelle conviennent aux cas chroniques de rhinite, pharyngite et laryngite.

Contre-indications. — Les arthrites aiguës et tuberculeuses, les
cardiopathies.

Attractions. — A part l'intérêt historique de la ville avec ses ruines
romaines et son architecture georgienne, les ressources artistiques
et sportives abondent. La musique a toujours été une des attractions de Bath. Des troupes de premier ordre y sont constamment en
tournée.

Quant aux sports de plein air, deux beaux champs de golf, le
tennis, le croquet, l'aviron, la chasse à courre, répondent à tous
les goûts.

Bath est à deux heures de chemin de fer de Londres.
Pour tous renseignements s'adresser : Enquiry Bureau, Bath's office, Bath
Hôtels : Empire Hotel ; Pulteney Hotel ; Lansdown Grove Hotel.

BRAEMAR ET GRANTOWN

Le village de Braemar est niché dans un repli de terrain qui surplombe la rivière Dee, à 350 mètres d'altitude. Ouverte au sud et au nord-est la vallée reçoit le soleil directement jusqu'en automne. Les parties abritées sont nombreuses. La température moyenne de juin à août est de 12° 2, soit 3° 5 de moins qu'à Londres. Les mois de mai et de juin sont habituellement beaux et chauds.

La saison dure tout l'été, mais en nous plaçant au point de vue des malades, la meilleure époque serait le mois de mai, de juin et d'octobre. On y enverra les convalescents de maladies aiguës, les neurasthéniques, les anémiés, et ceux qui souffrent de troubles de la nutrition, quand ces troubles sont d'origine nerveuse. C'est une bonne station pour faire la « post-cure ». Mais elle est contre-indiquée dans les cas d'hypertension, de faiblesse cardio-vasculaire et de diabète. On prétend que l'air de ce district est « trop fort » ; si le malade a la précaution de s'y adapter progressivement cette objection n'a pas grande importance.

A côté de Braemar il faut citer *Ballater* à 100 mètres plus bas avec les mêmes indications. C'est un bon centre de promenades ainsi que *Aboyne* (130 mètres) dont le climat est réputé pour les affections cardiaques et respiratoires. A 20 kilomètres plus près de la mer, *Banchory* avec son fameux sanatorium.

Grantown-on-Spey (240 mètres d'altitude), bien située sur la lande même dans une partie large de la vallée de la Spey, avec des bois de pins nombreux aux sentiers abrités. C'est un climat sec au sol caillouteux. L'automne y est beau et tonifiant. Comparé à celui de Braemar le climat y serait plus égal. L'accès par chemin de fer est facile et direct. Les indications sont les convalescences et les affections broncho-pulmonaires (asthme, bronchite, tuberculose). Certains cas de rhumatisme s'y trouvent bien l'été, ainsi que les cas d'insomnie et de neurasthénie. Tous ceux qui ont besoin de calme et de repos se trouveront parfaitement de la paix de ces bois et de la vie libre que l'on y peut mener.

Aviemore (240 mètres), dans la même vallée, est un centre de promenades sous bois (Aviemore Station Hotel).

Kingussie (250 mètres) plus haut dans la vallée est une station de cure d'air et la tuberculose pulmonaire y est traitée avec succès au Grampian Sanatorium même durant l'hiver (Duke of Gordon Hotel).

Ces localités représentent bien les points d'intérêts spéciaux de la région, mais, en fait, de tout le pays, tout ce coin nord-est de l'Ecosse est une vaste station climatique, tonique et sédative à la fois. La moyenne des pluies est de 60 centimètres sur la côte et 80 centimètres sur les plateaux.

Les stations dont nous avons parlé s'étagent entre 150 et 400 mètres, mais il faut savoir que sous ces lattitudes de notables différences climatériques correspondent à de faibles variations d'altitude. D'autre part, le soleil y brille une heure plus longtemps que dans n'importe quelle station de Suisse par exemple.

Tout ce plateau, toujours apprécié par les gens d'Aberdeen, était, même au temps passé, la résidence favorite des rois d'Ecosse, tradition qui ne s'est renouée que vers le milieu du siècle dernier lorsque la reine Victoria, sur les conseils de son médecin Sir James Clark, choisit Balmoral pour résidence d'été.

BRIDGE OF ALLAN

Simple hameau au début du siècle dernier, Bridge of Allan est aujourd'hui une petite ville aux nombreuses villas s'étageant du fond de la vallée jusque sur les flancs des coteaux qui s'étalent en plein midi.

Climat exceptionnel, atmosphère renommée pour sa pureté, dont Buchan dans son manuel de météréologie a fait remarquer la douceur. C'est à son exposition remarquable que ces avantages sont dus. L'exercice en plein air y est toujours possible, et cela vaut mieux, dit cet auteur, qu'une température dont la moyenne serait de plusieurs degrés plus élevée.

Mais à ce climat privilégié s'ajoutent les ressources d'une source minérale dont l'analyse montre d'emblée qu'elle est isotonique :

	Pour mille
Chlorure de calcium	3,813
» de sodium	4,875
Sulfate de chaux	0,345
Carbonate de chaux	0,125
» de magnésium	0,021
Bromure de magnésium	0,071
Chlorure de magnésium	0,131
Silice	0,004
	9,385

Les indications de la cure de boisson sont les dermatoses sèches chroniques. Les cas de rhumatisme chronique et de goutte s'en trouvent bien également ainsi que les affections utéro-annexielles. Les inflammations pelviennes retirent un notable bénéfice des traitements par douches et bains chauds locaux. L'établissement est bien aménagé pour l'administration de ces traitements ; il est convenablement outillé.

Bridge of Allan est en Ecosse, près de Stirling, à 9 h. 1/2 de Londres.

Renseignements : Hon. Sec. Bridge of Allan Mineral Wells Co.

Hôtel : The Bridge of Allan Hydropathic Establishment.

BUXTON

Situé au centre du district de Peak dans le Derbyshire, Buxton est communément reconnu comme *The Mountain Spa*. Les ruines des villas, des thermes et d'autres bâtiments Romains montrent que les ressources de Buxton ont été connues de tout temps, même aux temps préhistoriques, s'il en faut croire les vestiges néolitiques. Buxton est la ville anglaise la plus élevée comme altitude. Ses beaux jardins, sa parure de collines boisées, sa scrupuleuse propreté plaisent dès l'abord. Le terrain calcaire permet aux routes de sécher instantanément après les pluies les plus fortes. Les environs sont d'une grandeur et d'une noblesse de lignes saisissantes.

Climat sec et tonique. L'air est léger, vivifiant : excellentes conditions pour les victimes du rhumatisme chronique. La moyenne thermométrique est de quelques degrés inférieure à celle des districts moins élevés, ce qui est une qualité en été, alors que l'hiver le froid est sec et que les plus fortes gelées n'ont rien de déplaisant. La saison thermale bat son plein en été, mais bien des baigneurs préfèrent le printemps et même les mois d'hiver.

Les sources appartiennent au groupe des eaux radio actives comme celles de Bath, Gastein, Widbad et Plombières, mais elles ont aussi des caractères communs avec les eaux de Contrexéville, de Vittel et d'Evian. Elles jaillissent de neuf sources qui débitent

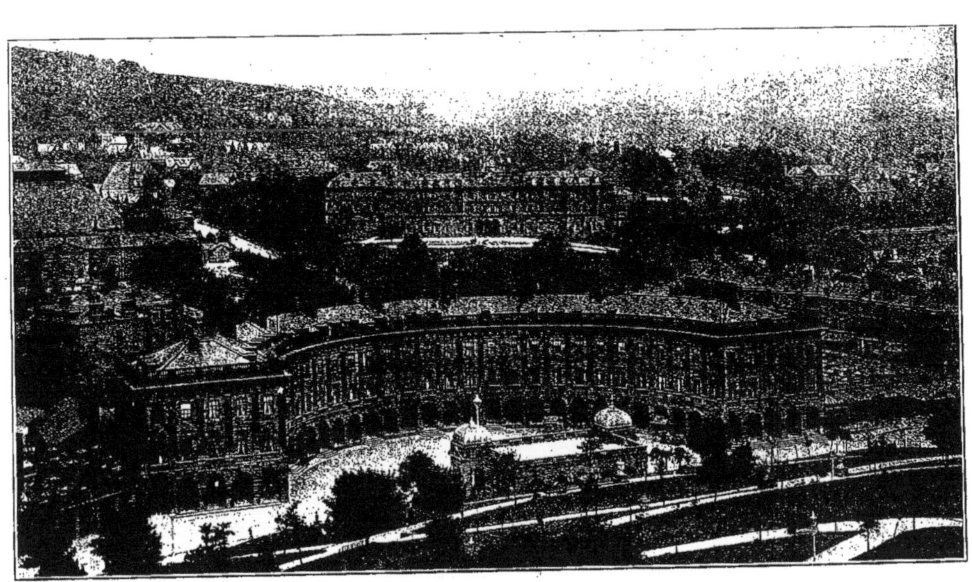

BUXTON, GENERAL VIEW.

deux millions de litres par 24 heures. L'émanation de radium est donc incessamment renouvelée, ce qui a son importance quand on songe aux bains radio-actifs artificiels dont l'énergie s'atténue rapidement.

Les eaux, au griffon, sont à 28°. Réaction alcaline et densité faible. Vues en masse elles sont claires, d'une remarquable coloration bleue, et des bulles de gaz se dégagent continuellement à leur surface. Ces gaz consistent en azote, acide carbonique, et parmi les éléments rares, argon, hélion, et néon. La radioactivité des gaz est dix fois celle de l'eau et est évidemment le véhicule de cette émanation à laquelle on a donné le nom de niton.

En voici l'analyse :

	Pour mille
Bicarbonate de calcium	0,2001
» de magnésium	0,086
» de fer	0,004
» de manganèse	0,004
Sulfate de barium	0,0007
» de calcium	0,00027
» de potassium	0,0086
» de sodium	0,012
Nitrate de sodium	0,0004
Chlorure de calcium	0,0003
» de sodium	0,44
» d'ammonium	—
» de magnésium	0,0135
Silice	0,0135
Matières organiques	0,0003
CO_2	0,0029
Azote	0,0024
	0,3895

Lithium, Strontium, Plomb et Acide phosphorique : traces

Si l'on dose les gaz au griffon même on trouve :

Azote	99,12 %
Acide carbonique	0,88 %

Ce dernier gaz est, en effet, beaucoup plus soluble que l'azote.

Quant au radium la richesse varie légèrement avec chaque source et avec la distance entre le point du captage et le point d'émergence. Prenant comme unité de mesure le nombre de milligrammes de radium capable de fournir la même quantité d'émanation qu'un million de litres de l'eau ou de gaz, nous trouvons :

Source nouvelle :

Gaz. 10,9
Eau 1,2

Sources fournissant aux piscines :

Gaz 7,7
Eau 4,1

En fait il est probable que les différences tiennent aux difficultés techniques de captage.

Action. — L'action la plus marquée est l'action diurétique. Non seulement la quantité d'urine augmente, mais aussi l'excrétion totale d'urée et d'acide urique. La pression artérielle s'abaisse parallèlement. Les cas de goutte chronique, néphrite interstitielle et sclérose artérielle au début sont améliorés. Remarquons que les eaux ne contiennent pratiquement pas de chlorures. Prises en excès elles produisent une augmentation temporaire des douleurs dans les articulations atteintes. On peut observer aussi du vertige, de l'agitation, des maux de tête. Ces symptômes rappellent ceux qui suivent la prise d'une dose trop forte d'émanation de radium, ce qui tend à confirmer notre théorie.

Les Bains. — Établissement et buvette sont situés au centre de la ville ; les bains *naturels* ainsi dénommés parce qu'ils sont alimentés directement par la source, avec une eau courante sans cesse renouvelée, comportent les bains de baignoire et de piscine, ainsi que les pulvérisations (nez et larynx). Les bains chauds présentent toutes les formes de traitement thermal moderne, douches de Vichy, d'Aix, de Plombières, de Nauheim ; bains de boue et de vapeur ; électrothérapie et tous traitements accessoires.

L'action des bains est spécialement due aux gaz dissous et à l'émanation de niton qui pénètre les poumons par la respiration et qui, peut-être, est absorbée par la peau même.

Buxton doit sa réputation au traitement des affections goutteuses, rhumatismales et similaires. L'eau en boisson a une influence marquée sur l'élimination dans les toxémies, et les dépôts d'oxalate de chaux et d'acide urique sont promptement dissous. Les bains contribuent aux mêmes effets. On les prescrit soit à la température naturelle de l'eau courante (ce qui est le mode d'action le plus efficace), soit à toute autre température obtenue artificiellement, procédé qui permet d'amener progressivement les malades délicats au bain naturel.

Ces bains combinés aux douches ont un puissant effet décongestif sur les articulations, les exsudats, les raideurs et les douleurs. Les traitements par la vapeur ont des résultats en rapport avec les qualités radioactives de cette vapeur même. Les arthrites chroniques de toute nature, et les arthrites subaiguës où les bains sont contre-indiqués, se trouveront bien des bains de boue.

Parmi les affections nerveuses, les névralgies et les névrites sont parmi les premières indiquées ; la douche massage a donné de bons résultats dans le tabès, les névrites périphériques et autres maladies graves du système nerveux. Les désordres fonctionnels comme la neurasthénie trouvent à Buxton le climat et le traitement thermal qui leur conviennent.

Les dermatoses goutteuses (tout spécialement l'eczéma et le psoriasis), les anémies, de nombreuses cardiopathies, les reliquats hépatiques des maladies tropicales constituent autant d'indications.

La ressemblance frappante entre les eaux de Plombières et celles de Buxton, les installations pareilles de douches, annoncent des résultats identiques. De même le traitement d'Ems, d'application courante à Buxton, implique le succès dans les cas de catarrhes de l'appareil respiratoire.

Les caractéristiques du traitement de Buxton sont les piscines de natation à eau courante (dans la plus grande il ne passe pas moins de deux millions de litres par 24 heures), les bains avec douches sous-marines ; la douche massage de Buxton (en position couchée) ; la combinaison des bains de vapeur et d'immersion ; les bains de boue ; les bains d'eau ferrugineuse.

Le côté *distractions* a été largement prévu. Jardins du « Pavillon » vastes et pittoresques avec tennis nombreux, jeux, galeries couvertes et salle de concerts. Buxton possède, en outre, un opéra et un théâtre de Variétés.

Chasse, pêche, excursions s'offrent à ceux qui peuvent en profiter. Les hôtels sont nombreux ainsi que les « hydros » où tout a été prévu pour les étrangers. Les meilleurs mois sont ceux de juin, juillet et août, où l'on trouve à Buxton un climat qui correspond à celui d'une station continentale de 1.200 mètres d'altitude.

*
* *

Buxton est à 4 heures de Londres. Pour tous renseignements : Information Bureau.

Hotels : Saint Ann's Hotel ; Empire Hotel ; Palace Hotel ; George Hotel. Etablissements « hydropathiques : Peak Hydro Hotel, Buxton Hydro Hotel.

CHELTENHAM

Si nous parlons de Cheltenham ici ce n'est point autant à cause
de l'importance que présente cette station qu'en raison de l'importance qu'elle devrait acquérir. Alors que ses sources ont fait sa réputation et sa fortune passée, Cheltenham s'en est à ce point désin-
téressé que c'est à peine si on peut la considérer comme ville d'eaux,
dans le sens que nous attachons aujourd'hui à ce terme. L'importance que la ville a pu prendre comme centre serait-elle incompa-
tible avec une activité thermale? La preuve du contraire nous est
éloquemment fournie par Wiesbaden, cité de 100.000 habitants
qui reçoit 150.000 étrangers. Le Nancy-thermal va donner en France
un exemple de même ordre.

Les eaux de Cheltenham sont de nature diverse, mais l'une
d'entre elles, alcaline, est seule de son espèce dans le Royaume-Uni,
et d'après des opinions compétentes, c'est la plus précieuse de
toutes nos eaux minérales. Celui qui rédige ces lignes aurait voulu
trouver des observations cliniques à l'appui de ces assertions. Elles
font défaut. Tous les hydrologistes étant d'accord pour reconnaître
que les indications d'une source ne sauraient être déduites de sa
seule composition nous jugeons superflu d'en donner ici l'analyse.

CHURCH STRETTON

Les Romains avaient su reconnaître le charme de ce coin de pays, la pureté de l'air vierge que l'on y respire, les vertus toniques et sédatives de son climat. C'est une vallée infiniment aimable, doucement orientée au soleil, un coin choisi pour les cures d'air la post-cure, et pour les convalescences. On ne peut guère donner une liste d' « in dications » pour une station de ce genre, mais on peut les déduire de la considération suivante : si, comme le disait Daremberg, il y a des climats « cataplasme » et des climats « sinapisme », Church Stretton pourrait être qualifié de l'épithète de « climat-cataplasmelégèrement sinapisé. »

A une huitaine de kilomètres de Church Stretton, sur le plateau de Longmynd, on trouve les sources salines de Wentnor, dont les eaux auraient été captées et utilisées depuis bien longtemps si elles étaient en Allemagne ou même en France.

La saison va d'avril à octobre, et bien que les hôtels et pensions soient assez nombreux il est bon de s'y prendre à l'avance pour retenir un logement, surtout à Pâques, à Pentecôte et au mois d'août et de septembre.

Church Stretton est dans le Shropshire, à une altitude de 200 à 300 metres et à 245 kilomètres de Londres, 3 h. 1/4 en chemin de fer. Population, 1.500 hab.

*
* *

Hôtels : Longmynd Hotel ; Sandford House Private Hotel.

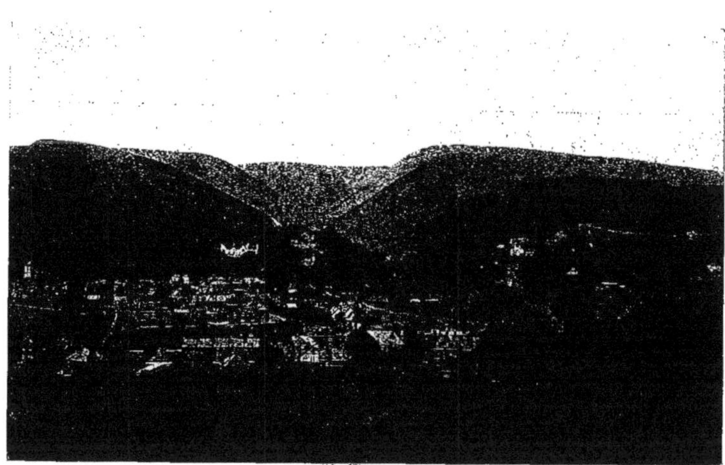

CHURCH STRETTON, LOOKING WEST.

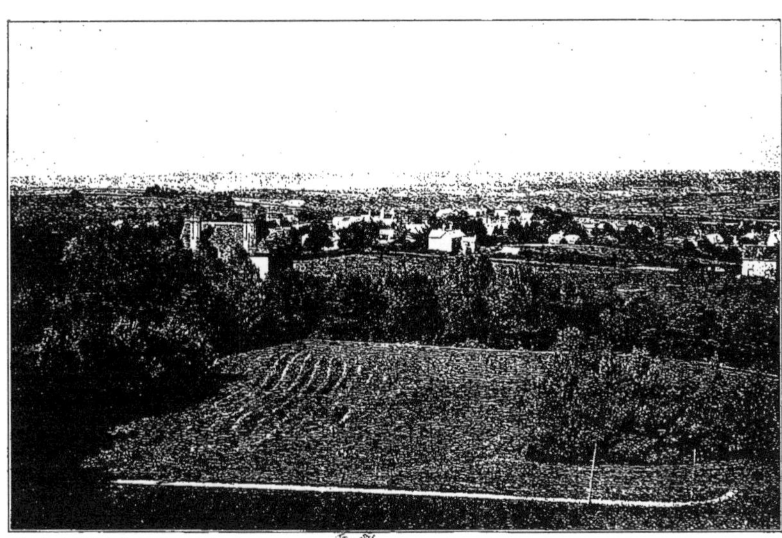

CROWBOROUGH, VIEW FROM THE BEACON.

CROWBOROUGH

C'est une station climatique parmi des collines que l'on a pu à juste titre appeler « Les Highlands dans un cadre de Sussex ». Ici l'on domine à 250 mètres d'altitude tout le pays environnant : vallées coteaux, landes et, comme fond du tableau, la mer.

La caractéristique du climat c'est l'égalité de la température, surtout en hiver où la moyenne des mois de décembre-janvier et mars est de 8° (à comparer avec la même moyenne à Penzance : 5°3). On comprend pourquoi Crowborough prétend au premier rang parmi les stations qui s'offrent aux affections pulmonaires, d'autant plus que les bois de pins y abondent.

Au printemps on peut compter sur un temps sec. Les pluies sont plutôt abondantes en automne. L'été la chaleur n'est jamais pénible et les nuits sont toujours fraîches. La saison, on le voit, dure à peu près toute l'année.

L'air qui a balayé les landes et la mer possède des qualités stimulantes dont les nerveux se trouvent bien. La cure de repos peut y être faite dans des conditions idéales. Il y a un établissement de traitements physiques.

Station très calme, qui offre cependant les récréations de plein air que l'on s'attend à y trouver. Excellent golf. Chasse, etc.

*
* *

Distance de Londres : 1 h. 1/2.
Hôtels : The Beacon ; The Crest.

DROITWICH

Droitwich est délicieusement situé dans une vallée charmante, au cœur de l'Angleterre. Le climat est un climat moyen, sans brouillards, tonique sans être excitant.

Les sources de Droitwich ont été connues et célébrées dès le viiie siècle, mais leur efficacité thérapeutique n'a été reconnue qu'en 1852. A cette date l'une des manufactures de sel fut transformée en hôpital de cholériques, et, l'eau ordinaire venant un jour à manquer, on eut l'inspiration de plonger un malade en état de collapsus dans un bain de saumure. Il se réchauffa aussitôt, le pouls remonta et la guérison s'ensuivit. Ce traitement devint vite général et ce fut l'origine de Droitwich-thermal.

Voici l'analyse de ces eaux :

Densité : 1,2129

	Pour mille
Chlorure de sodium	307,387
» de magnésium	5,007
Bromure de sodium	0,264
Sulfate de sodium	12,434
» de calcium	1,832
» d'aluminium	0,545
Bicarbonate de calcium	0,021
» de fer	0,012
Silice	0,014
Chlorure d'ammonium	7,004
» de potassium	traces
Iodures	traces
Total	327,517

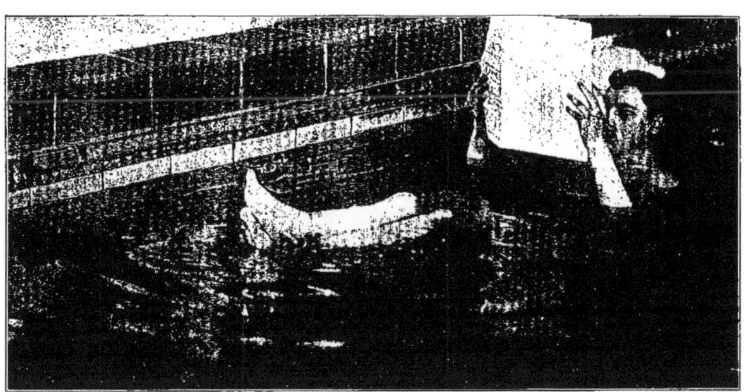

DROITWICH, BRINE SWIMMING BATH
(*To show the buoyancy of the brine*).

On voit quelle en est la concentration, surtout si on compare ces chiffres avec ceux qui mesurent la minéralisation des sources similaires, Bex, 311 ; Biarritz-Briscous, 307 ; Salies-de-Béarn, 258.

Il y a deux établissements : Saint-Andrew's et les Royal Baths. Le premier est le plus moderne. L'eau est chauffée à la vapeur. On trouve les bains individuels, les douches d'Aix, les douches en cercle et en jet, les bains de vapeur et de Nauheim. Il faut mentionner l'installation de douches vaginales pour lesquelles l'eau est diluée suivant prescription. En outre deux belles piscines de natation, ou plutôt de « flottaison » car la densité est telle que le baigneur repose sur l'eau comme une bouée, étendu comme sur un lit. On conçoit que soutenu ainsi de tous côtés, le baigneur peut exécuter des mouvements que la douleur lui interdirait autrement. Dans les bains en baignoire il est maintenu au fond par des traverses. La durée des bains est de vingt minutes en moyenne, après quoi, enveloppé dans des couvertures le patient prend du repos dans un confortable tepidarium.

Droitwich a une telle confiance dans l'efficacité de sa saumure que l'on n'a pas jugé nécessaire de maintenir le service électrothérapique qui avait été adjoint aux services d'hydrothérapie et de massage.

L'eau est radioactive. A l'avenir de juger de la valeur de ce coefficient.

Indications.—Avant tout, les convalescences de rhumatisme aigu, alors même qu'il y aurait affection valvulaire concomitante. Puis les formes chroniques avec gonflement et raideurs articulaires, les rhumatismes musculaires et tendineux, les sciatiques, et les formes diverses de névrites. Dans la maladie de Basedow on peut noter la diminution de la thyroïde et le ralentissement du pouls. Les indications secondaires sont les dermatoses, les eczémas lichenifiés, le psoriasis ; l'ostéo-arthrite (de la hanche spécialement), les arthrites rhumatismales, gonococciques et infectieuses ; enfin les congestions des organes pelviens.

Golf, musique en plein air, chasse, constituent les distractions dont les visiteurs peuvent prendre leur part. Droitwich a toute une clientèle américaine, mais jusqu'à présent peu de malades du Continent. Cela changera lorsque les médecins auront reconnu tous les avantages qu'ils peuvent retirer d'une active révulsion cutanée.

Saison : avril à octobre ;

*
* *

Trajet de Londres en 2 heures 3/4.

Pour renseignements : J. H. Hollyer, Spa Bureau, Droitwich.

Hôtels. — Worcestershire Brine Baths Hotel.

Ayrshire House Boarding Establishment.

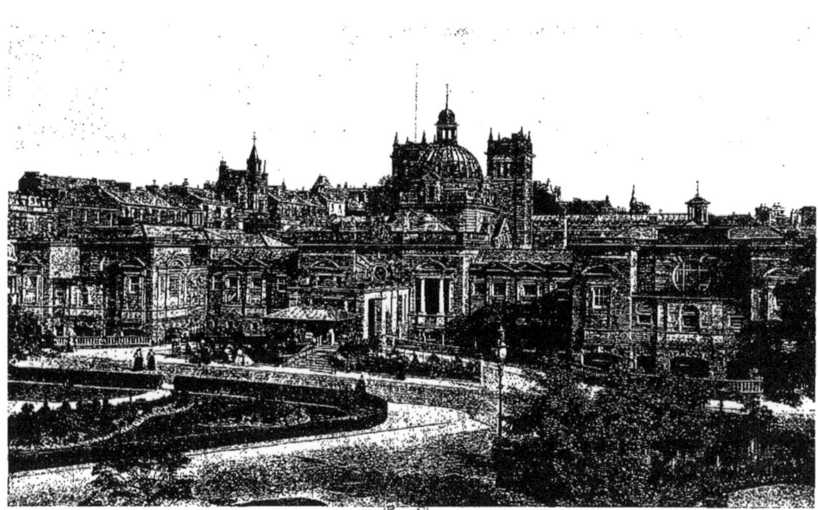

HARROGATE, THE ROYAL BATHS.

HARROGATE

Située sur un plateau, position exceptionnelle, Harrogate est à 200 mètres d'altitude. Elle est protégée à l'ouest des vents de l'Océan. Le climat est plus sec et plus tonique que celui de la plupart des stations de même altitude, et c'est la plus précieuse caractéristique qu'elle possède. Au centre de la ville d'immenses espaces vides lui assurent une aération parfaite.

La situation est fort curieuse au point de vue géologique. Nous sommes ici sur une longue faille où les formations de Shale sont venues émerger perpendiculairement à la surface, criblant de sources un espace de trois kilomètres de rayon. Imaginez une vaste nappe souterraine imprégnée de sels alcalins et dont l'eau arrive à la surface sans changement, et vous aurez une source du type Crescent (analogue aux eaux de Leamington). Si l'émergence se produit après que cette eau aura traversé des couches de sulfates et de chlorures, on recueillera avec des teneurs variées toute la série des sources chlorurées sulfureuses, que l'on classe d'après leur concentration en Na Cl.

Si ce sont des couches chargées de fer que l'eau a rencontrées, on aura tout le groupe ferrugineux, avec des teneurs variables qui donnent une gamme complète.

A ces trois grands groupes il faut ajouter deux sous-classes :

1º Eaux alcalines sulfureuses où les carbonates alcalins prédominent (Ex. la source Starbeck).

2° Eaux ferrugineuses pures, où les sulfures remplacés par du carbonate de fer.

	Source : Old Sulphur Well (Pour mille)
Sulfhydrate de soude	0,075
Sulfate de soude	—
Chlorure de barium	0,099
» de strontium	traces
» de calcium	0,623
» de magnésium	0,690
» de lithium	0,011
» de potassium	0,137
» d'ammonium	0,015
» de sodium	12,767
Bromure de magnésium	0,033
Iodure de magnésium	0,002
Carbonate de calcium	0,425
» de magnésium	0,085
Silice	0,010
Total	14,972

Gaz	En cm³ au litre
H²S	36,62
CO²	144,52
Azote	—
Total	181,14

	Source : Kissingen Well (Pour mille)	Source : Chloride of Iron Well (Pour mille)
Chlorure de fer	—	0,189
Carbonate de fer	0,137	0,158
Sulfate de barium	0,007	0,003
Chlorure de potassium	0,306	0,046
» de sodium	9,637	3,965
» d'ammonium	0,006	0,006
» de barium	—	0,074
» de strontium	0,013	0,009
» de calcium	1,248	1,343
» de manganèse	—	0,014
» de magnésium	0,934	0,819

Bromures, fluorures	traces	traces
Carbonate de barium	0,031	—
Carbonate de calcium	0,127	—
Silice	0,051	0,020
Total.	12,497	6,646

Gaz	En cm³ au litre	En cm³ au litre
CO_2	76,77	192,99
Oxygène	5,41	—
Azote	18,74	—
Total	100,92	192,99

	Source Stabeck (Pour mille)
Sulfate de soude	0,022
Chlorure de barium	traces
» de lithium	0,001
Chlore	traces
Carbonate d'ammonium	0,003
Chlorure de sodium	1,570
Silicate de sodium	0,030
Bromure de magnésium	traces
Iodure de magnésium	traces
Carbonate de calcium	0,112
» de magnésium	0,059
» de fer	0,001
» de potassium	0,025
» de sodium	0,244
Iodure de sodium	traces
Carbonate de barium	0,033
» de strontium	0,002
Sulfate de calcium	0,027
Silice	0,047
Total	2,176

Gaz	En cm³ au litre
H_2S	6,42
CO_2	9,77
Az	22,85
Total	39,04

Un remarquable élément de l'eau de Harrogate c'est le barium, sous forme de chlorure. On sait que ces sels ont un effet hypertenseur qui vient ici contrebalancer ce qu'une eau sulfureuse peut avoir de déprimant.

Action physiologique et thérapeutique.

Eaux chlorurées sulfureuses.—Les plus concentrées, dites « fortes » sont hypertoniques et provoquent, en une ou deux heures, sans coliques, une selle abondante, liquide ou non. D'une longue étude expérimentale portant principalement sur la source « Old Sulphur » on peut tenir pour acquis les faits qui suivent :

1° La diurèse est agmentée de 40 %. (Dans les cas de goutte de 120 %) ;

2° Les selles sont augmentées de 250 %, en volume et en poids.

3° L'élimination de l'azote total est augmentée de 7 % ;

4° Celle de la créatinine est augmentée de 10 %, traduisant les progrès du métabolisme et peut-être des changements des cellules hépatique et musculaire ;

5° Les oxydases xantiques sont également stimulées comme le montre (excrétée avec l'acide urique) l'excrétion de l'hypoxantine qui passe de 45 à près de 80 % ;

6° L'excrétion de la bile et des sels biliaires est nettement augmentée.

En résumé, stimulation générale du métabolisme autorisant le traitement des affections digestives, sans qu'il soit nécessaire de trop limiter le régime.

Eaux magnésiennes. — Ici l'effet diurétique est encore plus marqué.

Les albuminuries goutteuses et alcooliques sont notablement améliorées. Dans les glycosuries le résultat est moins marqué.

Ce sont là des effets qui doivent retenir l'attention, non seulement dans la goutte, mais dans les auto-intoxications.

Eaux ferrugineuses. — L'expérimentation sur des sujets sains montre que le taux de l'hémoglobine est et se maintient relevé. L'excrétion uréique est augmentée. Résultats dont les cas de goutte asthénique, de rhumatisme déformant, de néphrite chronique sont appelés à bénéficier ainsi que le groupe des chloroses et des anémies curables.

Sous-groupe I. — *Eaux alcalines sulfureuses.*

Elles ont peu d'action sur l'intestin, étant hypotoniques (Ce qui est vrai aussi des eaux sulfureuses faibles du groupe chloruré). Elles ont même une action constipante utile dans certains cas de diarrhée muqueuse et de dysenterie tropicale. Au reste ces eaux sont employées surtout pour les bains. Elles calment le prurit et l'irritation ; les sels déliquescents maintiennent la peau dans un état humide et sont légèrement antiseptiques.

Sous-groupe II. — *Eaux ferrugineuses pures.*

Inutile d'insister sur leurs indications. Mais signalons la très faible concentration de la source Tewit (18 p. mille) qui permet de l'employer dans des cas où la médication martiale ne serait pas tolérée.

Etablissements. — Ils sont au nombre de trois : Royal Baths, Victoria Baths, Starbeck Baths. Le premier est le plus moderne (1).

Liste des bains etc.

1. Sulfureux. — Salins ; Becwith ; Starbeck.

2. Boue. — Simple ; avec eau sulfureuse ; eau salée ; électrolyse.

---

(1) Nous jugeons superflu de suivre les auteurs dans la visite détaillée de cet établissement et d'étudier avec eux en détail les indications de chaque traitement. Nous dounons donc une simple énumération. Mais nous tenons à dire la surprise et l'admiration éprouvées au cours de notre visite aux Royal Baths : on ne saurait guère faire plus complet, ni mieux. (Note du trad.)

3. CO 2. — Simple ; avec eau sulfureuse ; ferrugineuse.

4. Na Cl. — Simple ; Avec eau sulfureuse.

5. Résineux. — Simple ; avec eau sulfureuse.

6. Oxygène. — Simple ; avec eau sulfureuse.

7. Douches et douches massages. — Sulfureux ; douches d'Aix ; de Vichy ; en cercle ; Écossaise ; ascendante.

8. Lavage intestinal. — Avec ou sans douche. Tivoli et bain d'immersion.

9. Bains de siège. — A eau courante ou non.

10. Packs. — Compresses hépatiques. Locaux (tourbe).

11. Turcs.

12. Vapeur. — Russe ; Berthe ; Berthollet.

13. Chaleur radiante. — Combinée à la lumière et à la chaleur ; Greville ; Dowsing ; lumière et ozone.

14. Electriques. — D'Arsonvalisation. Cataphorèse (Leduc ; Schnée). Courants continus, faradique et sinusoïdal. Vibration. Statique.

15. Massage. — Masseurs anglais et suédois.

16. Mécanothérapie, gymnastique suédoise, etc.

Les indications de la cure de Harrogate peuvent être énumérées dans l'ordre suivant :

Goutte et ses conséquences métaboliques. Hépatisme.

Dermatoses chroniques ; névrites, névralgies, rhumatisme chronique au sens le plus étendu du terme ; les colites chroniques et toxémies intestinales ; les anémies ; les troubles nerveux fonctionnels ; l'hypertension au début ; suites des maladies tropicales ; saturnisme et intoxications chroniques.

La saison va de mai à octobre. La cure dure de trois à quatre semaines.

En se plaçant au point de vue international, Harrogate, la reine des villes d'eaux anglaises, offre au cœur de l'été un climat dont aucune station française ou allemande n'offre l'équivalent.

Ce climat stimulant est même l'indication essentielle pour le patient qui vient du Continent.

Les distractions sont nombreuses. Harrogate se flatte de posséder le plus beau kursaal du Royaume-Uni (trois concerts par jour). Théâtre, avec d'excellentes troupes d'Opéra et de Comédie.

Sports. — Deux Golf clubs. Tennis et croquet. Automobile club. Centre d'excursions.

*

Renseignements : General Information Bureau, Royal Baths.

Voyage de Londres : 4 heures.

Hôtels : Crown Hotel; Grand Hotel; Prince of Wales Hotel ;

Queen Hotel.

HINDHEAD

A une heure de Londres un pays de collines et de landes qui font penser à l'Ecosse ou à la Bretagne ; un air vif et merveilleusement pur ; un soleil généreux même en hiver ; des horizons infinis : voilà Hindhead.

On désigne sous ce nom la longue crête qui borne au sud-ouest le Surrey. Point de ville de ce nom. Les maisons s'échelonnent le long des routes.

Les indications ? On les devine. Les affections pulmonaires d'abord ; les hôtels et pensions ne recevant pas de tuberculeux, ce sont donc des villas privées qui les abritent, du reste en nombre toujours croissant.

Les asthmatiques, les nerveux, les convalescents, les enfants délicats trouvent ici le climat souhaité. Il en va de même, l'été, pour les « coloniaux ». Enfin, Hindhead offre les meilleures conditions pour une cure de repos.

D'une manière générale on peut dire que la belle saison s'étend d'avril à octobre. Novembre et décembre sont souvent agréablement ensoleillés.

Hôtel : Thirlestane.

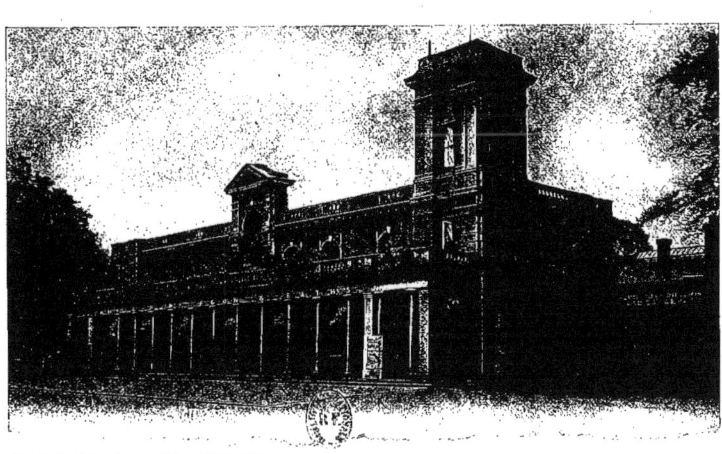

Photo by *W. H. Smith, Leamington ; Seanor & Co.*]

THE PUMP ROOM AND BATHS, LEAMINGTON.

LEAMINGTON

Leamington est une jolie cité bien bâtie, sur les deux versants de la vallée de la Leam. Les jardins qui s'étendent au centre de la ville en sont la plus aimable attraction. Abrité au nord-est, le climat n'a rien de rude et ne connaît pas les extrèmes. Le sol, sable et gravier, est poreux et sec. On recueille 60 centimètres de pluie par an en 159 jours. Température moyenne maxima 13°5, minima 6°5. Pression atmophérique moyenne : 746 millimètres.

L'établissement de bains est fort bien aménagé.

Nous ne suivrons pas les auteurs dans la nomenclature de l'arsenal hydrothérapique : il répond à tout ce que nous sommes en droit de demander à un établissement moderne de cet ordre.

Les eaux sont froides. En voici l'analyse :

| | Sources | | |
	Forte N° 1	Aylesford	High Street
	Pour mille	Pour mille	Pour mille
Chlorure de sodium . . .	12,77	6,75	6,96
Sulfate de sodium . . .	trace	0,32	trace
» de calcium . . .	3,29	2,35	2,60
Chlorure de magnésium .	0,87	trace	0,15
Sulfate de magnésium . .	0,54	0,98	0,78
Total.	17,47	10,40	10,50

Action thérapeutique de ces eaux :

A) En boisson. 1° *Action sur l'estomac.* — Elles décapent la muqueuse gastrique, préparent la digestion, et la clinique a démontré que si elles diminuent l'acidité chez les hyperacides, elles ont l'effet inverse chez les hypoacides.

2° *Action sur l'intestin.* — Les eaux sont nettement laxatives, ne provoquent aucune douleur, décongestionnent le système porte et favorisent l'élimination des substances toxiques ; agissent-elles par endosmose ou par stimulation neuro-musculaire ? la question reste en suspens.

3° *Action sur les reins.* — Diurèse marquée avec augmentation de l'excrétion urique.

B) Usage externe. — Les bains sont nettement plus stimulants que ne le serait une eau ordinaire à la même température. Ils provoquent une diaphorèse intense avec vaso-dilatation périphérique.

Indications :

1. Les affections par ralentissement de la nutrition : *a*) Goutte ; *b*) diabète et glycosurie ; *c*) obésité.

2. Affections du tube digestif : *a*) de l'estomac : les troubles chroniques de la sécrétion gastrique ; la dilatation simple ; *b*) les troubles de la circulation hépatique, principalement ceux qui font suite au séjour sous les tropiques ; *c*) la cholélithiase ; *d*) la colite muqueuse ; *e*) les hémorroïdes ; *f*) la constipation chronique.

3. Affections des voies respiratoires : bronchite chronique, catarrhale, suite de congestion porte.

4. Affections de l'appareil circulatoire : *a*) artério-sclérose au début avec hypertension ; *b*) cardiopathies avec compensation défaillante.

5. Affections articulaires, *a*) Arthrite goutteuse ; *b*) Le groupe des rhumatismes déformants ; *c*) les ankyloses post-traumatiques.

6. Affections musculaires et tendineuses : *a*) Myosite, myalgie (lumbago) ; *b*) inflammation des tissus fibreux.

7. Affections du système nerveux : *a*) les névrites (sciatique et paralysie faciale) ; *b*) névralgies ; *c*) les suites d'hémiplégie ; *d*) atrophie musculaire progressive ; *e*) les myopathies ; *f*) la neurasthénie (insomnies, irritabilité et dyspepsie) ; *g*) hystérie.

8. Les congestions pelviennes chroniques.

9. Dermatoses : eczéma goutteux ; psoriasis ; eczéma séborrhéique ; urticaire chronique ; les prurits.

Contre-indications. — Cardiopathies et néphropathies avec œdème. Les maladies entraînant l'inanition, phtisie, cancer, affections organiques du tube digestif.

On voit combien nombreux sont les cas que le Leamington climatique et thermal peut améliorer. La question du régime quotidien est pratiquement résolue. La cure doit durer un mois au moins ; la meilleure saison s'étend d'avril à octobre.

Les distractions sont nombreuses. Tout d'abord nous sommes ici au cœur du pays de Shakespeare et les occasions de pèlerinages vers les centres historiques abondent (Stratford, Warwick, Kenilworth, etc.). Les routes sont excellentes. Inutile de dire que tous les sports de plein air sont organisés. Golf (trois clubs), tennis, croquet, canotage, polo, chasse, etc. Théâtre et concerts deux fois par jour durant la saison.

Leamington est à 1 h. 1/2 de Londres. Pour renseignements s'adresser :
Town Clerk, Leamington.
Hôtels : Regent Hotel ; Manor House Hotel.

LLANDRINDOD WELLS

Voici une petite station, en pays de Galles, qui se développe rapidement. Elle est bâtie sur un plateau, parmi des collines qui atteignent 700 mètres au nord-est. Du côté opposé, vers la mer, leur altitude varie de 500 à 600 mètres. Ainsi est assurée une double protection, contre les vents froids et contre les vents de pluie. Aussi le pluviomètre n'accuse-t-il que 87 cm. 5 pour Llandrindod, alors que dans le voisinage on recueille jusqu'à 150 centimètres. Et cependant l'air est remarquablement sec grâce à l'influence des vastes landes dénudées des environs. Il est aussi merveilleusement pur, la population étant très clairsemée et nulle usine n'existant dans le district.

Les sources ont une réputation qui date de deux siècles. Il ne manque point d'historiens qui prétendent que Pline y fait allusion lorsqu'il parle des « Balnea Siluria » ; il y a, en effet, des restes de camp romain dans le voisinage et l'on sait que des mines de plomb étaient exploitées en ce temps-là. Mais la station thermale ne date guère de plus de 30 à 40 ans.

Les eaux sont chlorurées, sulfatées et ferrugineuses. Leur caractéristique est leur faible minéralisation, la proportion des sels varie de 1,8 à 6,2 0/00. Il s'agit surtout de NaCl, pourtant « New Spring » contient une notable proportion de chlorures de calcium et de magnésium.

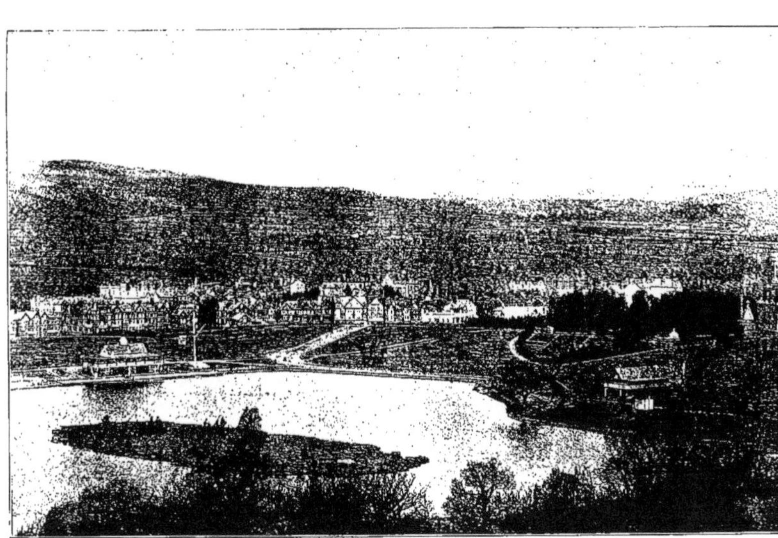

LLANDRINDOD WELLS.

Les sources désignées sous le qualificatif de sulfatées seraient plus correctement appelées sulfureuses, car H²S y prédomine.

Les sources ferrugineuses, au nombre de trois, contiennent très peu de fer, mais l'expérience a montré tout le parti que l'on en peut tirer dans les cas d'anémie et de débilité générale. On peut se demander quel rôle jouent ici les sels de calcium.

Aucune de ces eaux n'est gazeuse. Toutes sont froides. Une d'entre elles est radio-active. C'est la seule qui ait été examinée à à cet égard, mais le dosage du niton n'a pas encore été fait.

Les eaux chlorurées sont réchauffées et prescrites à jeun le matin. Elles sont laxatives et diurétiques.

Ce dernier effet est plutôt recherché avec les eaux sulfatées, celles surtout qui sont le plus faiblement minéralisées, la faible teneur en NaCl permettant de les prescrire même en cas de néphrite chronique. Elles ont en ces cas-là une action des plus favorables, car elles lavent le filtre rénal sans l'irriter. Dans bien des cas d'œdème on voit le poids graduellement diminuer au cours de la cure.

Il y a deux installations de buvettes et de bains. Le Rock Park est dans un petit vallon bien abrité, tandis que le Pump House est dans une situation plus exposée. Ces établissements n'ont rien de monumental, mais l'on n'a pas regardé à la dépense pour les installer, en sorte qu'ils peuvent soutenir la comparaison avec ceux des grandes stations.

Quels sont les malades qui peuvent attendre d'heureux résultats d'une cure à Llandrindod ? Pratiquement tous ceux qui n'éliminent pas les déchets d'un métabolisme imparfait : goutte, glycosurie, obésité, rhumatisme chronique, dyspepsie, toxémies. Ajoutez à cela les affections articulaires et para-articulaires, l'artério-sclérose au début, les dermatoses dues à des causes générales, enfin ceux qui souffrent d'anémie, de neurasthénie, ou de débilité à la suite de maladies aiguës, de surmenage, ou du séjour aux colonies.

Mais il faut tenir large compte dans ces résultats de l'action du climat, et c'est comme station climatique que Llandrindod s'impose toujours davantage. Son air sec, tonique et pur est pour la moitié dans son succès et dans sa réputation.

Analyse des diverses sources

	Sources				
	Radium Sulphur	Magnesium	Lithia Saline	Old Saline Pump House	Sulphur Pump House
	Pour mille				
Chlorure de sodium . .	1,153	3,378	3,99	4,775	2,325
» de calcium . .	0,44	1,27	1,46	0,977	0,703
» de magnésium .	0,205	0,706	0,213	0,037	0,037
» de potassium .	0,0133	0,02	—	0,03	traces
» de lithium . .	0,005	traces	0,055	traces	traces
Carbonate de lithium . .	—	—	0,085	—	—
Chlorure de thallium . .	—	traces	0,017	traces	—
Carbonate de calcium .	0,023	—	—	0,05	0,137
» d'ammonium .	—	0,0027	—	0,0033	—
Silice	0,0117	0,059	—	0,024	0,034
Azotate de calcium . .	—	—	—	0,006	0,01
Sulfate de calcium . .	—	—	—	0,016	0,007
Oxyde de fer	0,0058	0,01	traces	—	—
Alumine	0,0043	0,015	0,048	—	—
Carbonate de magnésium .	0,035	—	—	—	—
Total	1,8961	5,4607	5,863	6,2946	3,563
Gaz	Cm^3 au litre				
Azote	52,54	15,836	3,7	23,2	21,349
Oxygène	29,97	0,85	1,85	9,324	2,257
H^2S	53,075	2,96	—	—	9,694
CO^2	8,14	5,92	9,28	1,295	6,475
Total	143,725	25,566	14,8	33,819	39,779

La question du régime a été résolue, non dans le sens strict de certaines stations continentales, mais d'une façon pratique et suffisante : c'est la cuisine anglaise en sa simplicité.

Comme distractions on trouve ici les sports de plein air admirablement organisés ; mais les malades viennent ici tout d'abord pour vivre au grand air, et c'est ce que doivent bien comprendre les visiteurs.

Citons pour finir quelques lignes de l'auteur de « Spa Treatment » : « Quelques observateurs, dit-il, ont noté qu'ils sentent moins vite le froid à Llandrindod que nulle part ailleurs. Cette particularité, jointe à la douceur réelle du climat permettent de fixer la saison thermale de mai à octobre (1) ».

Llandrindod est à 5 h. 20 minutes de Londres.

Pour renseignements : The Secretary of the Development Association.

Hôtels : Rock Park ; Metropole ; The Pump House Hotel ; Montpellier Hotel ; Kingsland Private Hotel.

(1) Neville Wood. Spa Treatment, Londres 1910.

LLANGAMMARCH WELLS

Petit village du Pays de Galles, à mi-chemin entre Swansea et Shrewsbury, sur l'Irfon, dans une large vallée à 200 mètres d'altitude protégée au sud et au nord.

C'est le hasard qui fit découvrir la source à un berger, un jour que les eaux exceptionnellement basses la lui firent apercevoir dans le lit même de la rivière ; on la détourna et on éleva un établissement au point d'émergence. Bientôt deux hôtels furent construits à l'abri d'une falaise boisée. Un troisième hôtel plus élevé domine toute la vallée, avec une vue qui s'étend jusqu'aux montagnes lointaines.

Le climat est tonique, les vents dominants venant de la mer passant d'abord sur 40 kilomètres de landes.

La température ne connaît les extrêmes ni en été ni en hiver.

La caractéristique de l'eau minérale est sa teneur en chlorure de barium. En voici du reste l'analyse :

	Pour mille
Chlorure de barium	0,0964
» de sodium	2,66
» de calcium	1,2165
» de magnésium.	0,287
» de lithium	0,0121
» d'ammonium	0,0037
Alumine et silice	0,0477
Bromures.	traces nettes
Total	4,3234

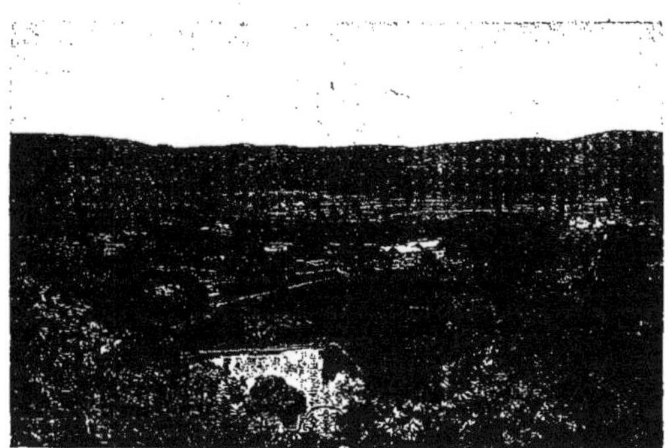

LLANGAMMARCH WELLS.

Température 10°. Réaction neutre. Pas d'acide carbonique libre.
Pas de sulfates (qui précipiteraient le chlorure de barium.

On sait que le barium agit sur les fibres cardiaques en ralentissant et en amplifiant la contraction, prolongeant et fortifiant la diastole à la manière de la digitale, comme l'a démontré Lauder Brunton. La tunique musculaire des artères est également influencée. Un des premiers effets de l'ingestion de cette eau sera donc de ralentir le pouls et d'augmenter la tension artérielle. La diurèse s'ensuit, favorisée du reste par les autres sels que contient l'eau. Cette augmentation peut atteindre 50 et même 100 0/0. Presque aussi remarquable est l'excrétion de l'acide urique. Le résultat final c'est la chute de la résistance périphérique.

Les bains amènent des effets comparables à ceux observés à Nauheim, qui dépendent de leur température, de leur durée et de la technique employée. A volonté on peut provoquer soit l'excitation, soit la sédation, l'effet recherché étant toujours la suppression de la pression rétrograde. Quant à la part exacte qui revient aux sels de barium et aux autres éléments, il est malaisé de l'établir. Selon les indications on a recours au massage passif et actif, et aux exercices d'ascension graduée.

Ces données physiologiques et thérapeutiques nous dispensent de donner une liste d'indications. Les meilleurs résultats sont obtenus dans les faiblesses du myocarde avec dilatation précoce, avec ou sans lésion valvulaire, dans les cas d'irritation du cœur due à la goutte, au tabac, à l'influenza, et pour certains cas à l'angine de poitrine.

L'eau est aussi prescrite contre les rhumatismes chroniques, goutteux et déformants (1).

Ici encore il ne faut chercher que les distractions en plein air :

(1) Voir *The Lancet*, Nᵒˢ du 25 mars 1898 et du 30 juin 1900.

golf, tennis, croquet et boules. L'Irfon est un bon ruisseau à truites et à saumons. Ajoutez à cela la chasse et les excursions.

L'établissement est ouvert de mai à octobre.
De Londres : 5 h. 3/4.
Hôtels : Lake Hotel ; Bungalow Hotel ; Afan Lodge Hotel ;
Cammarch Hotel.

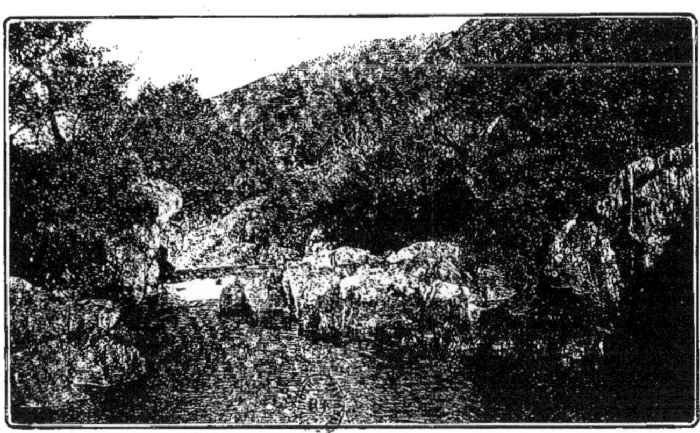

LLANWRTYD WELLS, A RIVER VIEW.

LLANWRTYD WELLS

Llanwrtyd (prononcer Lanourtide) est une station thermale du Pays de Galles dans une région d'un charme romantique et sauvage, au milieu de collines qui la surplombent. Altitude 250 mètres.

En l'an 1732 le Reverend Theophilius Evans, remarquant les grenouilles qui prenaient leurs ébats dans une source à odeur peu engageante, ne tint pas compte de l'origine que la croyance populaire attribuait à ce parfum. Prenant son courage à deux mains il plongea dans cette eau avec son auguste personne un « scorbut obstiné et tenace », et fut pleinement récompensé de son audace.

D'autres sources furent par la suite découvertes, mais c'est à la source Dolecoed, dont, après les grenouilles, le digne pasteur fut le pionnier, que la station doit son origine.

Phénomène très rare en Grande-Bretagne, elle jaillit en jet puissant au-dessus du rocher dont elle émane. Le débit est de 20.000 litres par jour. Instantanément captée, sans contact avec l'air, l'eau est amenée au griffon d'une part, et de l'autre aux serpentins où elle se chauffe dans l'établissement. C'est à H_2S (35 centimètres cubes au litre) que l'on a attribué les effets observés, mais étant donné que dans toutes les eaux similaires l'on a trouvé du radium, il est probable que celle-ci ne fait point exception.

En voici l'analyse :

	Pour mille
Chlorure de potassium	0,0241
» de sodium	0,8683
» de magnésium	0,0124
» de calcium	0,1926
Sulfate de calcium	0,0118
Carbonate de calcium	0,3286
Oxyde de fer	0,0006
Silice	0,0189
Lithium, Barium, Brome, Iode et Nitrates	traces
Total	1,1573

Prise en boisson, l'eau de Dolecoed est diurétique et faiblement antiseptique. La pression artérielle est abaissée par suite de l'action éliminatrice. Le métabolisme de l'urée est amélioré. L'action est aussi marquée sur les voies biliaires que sur l'appareil urinaire, mais l'eau n'a un effet laxatif que si elle est prise en quantité très considérable.

Les indications sont évidentes chaque fois que l'on veut user des émonctoires rénaux ou cutanés, dans les cas de goutte, de rhumatisme chronique, d'artério-sclérose, de néphrite chronique, de névrite toxique, de lithiase rénale ou hépatique. L'eau a une action spécifique sur les téguments dans les dermatoses chroniques, l'acné, la furonculose et la séborrhée.

Les sources Victoria ont une eau lithinée (0,034 0/00) ; on l'emploie dans les cas chroniques de goutte, de rhumatisme, les gastrites et colites. On la prescrit en boisson et en bains.

Les autres sources sont sulfureuses, magnésiennes et ferrugineuses. Que ce soit l'élément sulfuré ou l'effet remarquable du climat, toujours est-il que les cas de scrofule sont très améliorés par la cure. La teneur en fer est faible (0.0211 0/00), sous forme de carbonate.

Le climat est égal, tonique. En hiver il gèle rarement, et l'été, la brise de la montagne assure une agréable fraîcheur.

La station est une ville paisible où il ne faut s'attendre à trouver
que les distractions du plein air : golf. pêche, chasse.

L'établissement est petit, mais bien aménagé. Les traitements
électriques sont prévus, ainsi que les bains de lumière (Dowsing)
et les bains de Nauheim.

*
* *

Pour renseignements : The Hon. Sec. Improvements Committeé,
Llanwrtyd.

Hôtels : Dolecoed Hotel ; Abernant Lake Hotel.

MALVERN

Bâtie à flanc de colline (alt. 100 à 300 mètres), avec ses maisons encadrées de jardins, Malvern donne une impression d'espace et de fraîcheur. La pente naturelle assure l'écoulement rapide des eaux sur un sol granitique, aussi la sécheresse de l'air est-elle toute spéciale. La ville est abritée à l'est, et le pluviomètre n'accuse pas plus de 69 cm. 5 par an. Les étés non plus que les hivers ne connaissent les écarts extrêmes de température, et durant la saison froide l'ensoleillement est remarquable, les brumes ne s'élevant pas à cette hauteur.

La réputation de Malvern lui vient de son excellente eau de source exportée dans le monde entier.

L'air pur et légèrement stimulant est particulièrement favorable à la cure des cas de tuberculose au début. Il en va de même pour les catarrhes chroniques des bronches et pour l'asthme et l'emphysème.

Les rhumatismes chroniques sont améliorés et le tempérament arthritique amendé chez ceux qui viennent se fixer à Malvern. La goutte et ses manifestations, la sclérose artérielle et rénale sont autant d'indications. Il est à remarquer que les calculs rénaux ne se rencontrent pas chez les habitants de Malvern. La douceur du climat le rend favorable aux cardiopathes avec compensation menacée et la cure d'Oertel est facile à organiser. Enfin le séjour est

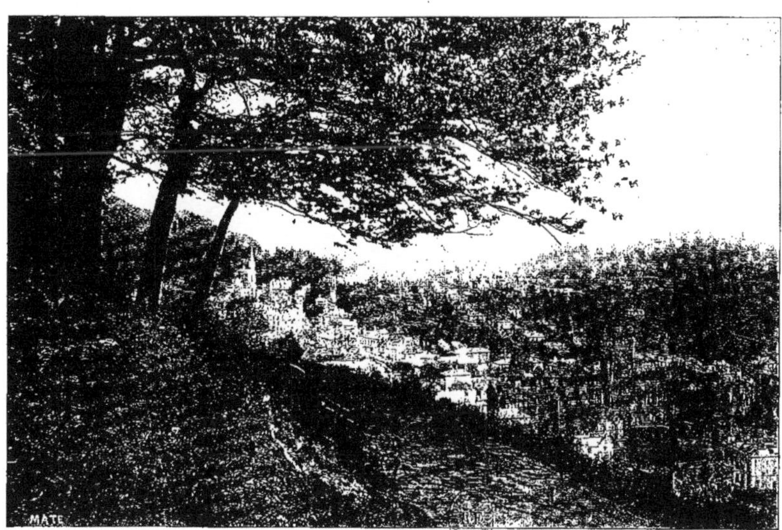

MALVERN FROM THE HILLS.

tout indiqué pour les convalescents de maladies aiguës, les surmenés et les neurasthéniques.

On trouvera à Malvern une installation permettant de suivre les principaux traitements hydrothérapiques, mais les excellents résultats remarqués doivent être mis surtout sur le compte du climat.

Il n'y a pas de saison spécialement favorable, mais il faut noter que l'on trouve ici grâce à l'altitude une atmosphère exquise alors que l'on étouffe dans les stations du continent. Les enfants s'en trouvent remarquablement bien, aussi Malvern est-il devenu un centre d'instruction fort important.

Tous ceux qui peuvent profiter des sports de plein air ne trouveront pas que Malvern manque de distractions. Le golf est tenu pour l'un des meilleurs des Midlands. Tennis, croquet, boules, tir à l'arc attirent les amateurs. Quant aux excursions dans les environs, elles sont nombreuses et variées.

* *

Population : 1.800

Ensoleillement : 1.700 heures.

Pluie : 80 cm. 6 : Température moyenne : — Mai: 11°3 juin : 15°2 ;

juillet : 19°3 ; août : 16°1 ; septembre : 14°.

De Londres en 3 h. 1/2. Hôtel : Foley Arms Hotel.

MATLOCK ET MATLOCK BATH

Matlock est situé sur la Derwent, au cœur même de l'Angleterre, dans cette région que l'on a souvent comparée à la Suisse à cause de sa beauté et de son pittoresque. Matlock est bâtie au carrefour de trois vallées, sur un éperon à la pointe duquel se trouvent les deux « hydros » auxquels la station doit sa ?prospérité. A cette altitude (300 mètres) on se trouve parmi les pins et les bruyères et l'on jouit d'une vue fort belle.

Les sources de Matlock, déjà connues au xviie siècle, n'ont été exploitées qu'au xviiie, époque où la station fut très à la mode. A l'avènement des chemins de fer, la station déclina faute de savoir évoluer avec l'époque. Puis vint la grande vogue des traitements dits « hydropathiques » et un certain John Smedley, grand industriel, ayant reconnu sur lui-même les avantages des méthodes nouvelles, fonda l'établissement qui porte aujourd'hui son nom. Depuis 40 ans cet établissement est dirigé par un médecin ; il en est de même pour les deux maisons similaires, Rockside House et Matlock House.

La nouvelle renommée ainsi acquise par Matlock incita la ville à créer les organes qui font une station thermale. Le Royal Hotel s'est aménagé en établissement d'hydrothérapie et une buvette a été bâtie ainsi qu'un kursaal.

L'eau ressemble de très près à l'eau d'Aix-les-Bains par sa com-

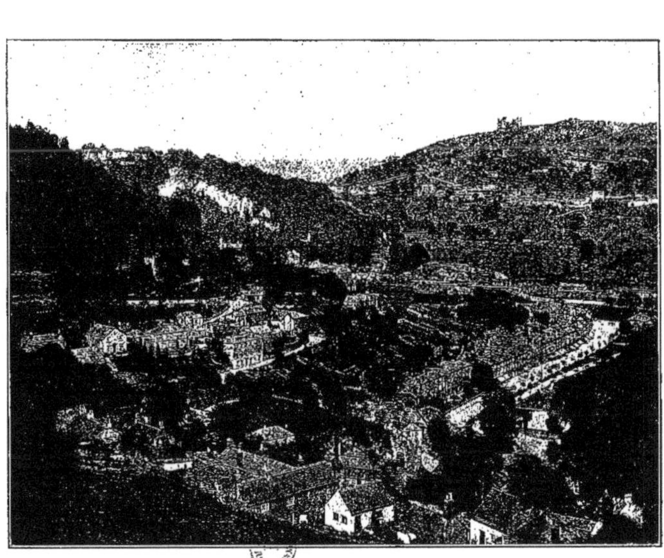

MATLOCK BATH.

position, et contient comme elle une substance colloïde, onctueuse, qui facilite la douche-massage. En boisson, elle entraîne les toxines par l'émonctoire rénal.

En voici l'analyse :

		Pour mille
Chlorure de sodium		0,0652
» de potassium		traces
Bicarbonate de calcium		0,2099
Sulfate de magnésium		0,139
» de calcium		0,0201
Silice		0,0101
Aluminium, Lithium, Strontium		0,0147
Total		0,4594

L'eau contient une certaine quantité d'acide carbonique libre. La température est de 20°. Cette source jaillit dans les dépendances de l'Hôtel Royal.

Le climat est plutôt tonique. Bien abritée au nord et à l'est, la station n'a pas de saison spécialement indiquée. Il faut considérer les « hydros » comme des établissements de cure complets par eux-mêmes, des microcosmes thermaux, où le malade pourrait faire toute sa cure sous le même toit; il peut même être traité dans sa chambre, ce qui permet à de grands malades de suivre une cure. De plus la vie dans ces établissements impose la régularité des heures, la régularité des repas, et une routine quotidienne qui mettent le malade dans les meilleures conditions possibles.

Les régimes spéciaux sont prévus. Des galeries permettent aux malades de rester couchés en plein air toute la journée, en toute saison. Enfin l'arsenal de la physiothérapie moderne se trouve dans les meilleurs « hydros ». On emploie plus spécialement les enveloppements et les bains turcs.

Les distractions sont les sports de plein air, particulièrement le golf.

Matlock ne se spécialise dans aucun genre de cure spéciale et l'on aurait plus vite fait de citer les contre-indications (maladies infectieuses, chirurgicales, tuberculose pulmonaire) que les indications. Cependant parmi les maladies traitées à Matlock avec le plus de succès on doit ranger les affections nerveuses fonctionnelles et organiques, les rhumatismes goutteux chroniques et déformants, les gastro-hépatopathies, les cardiopathies, les affections urinaires et pelviennes, les anémies, la maladie de Basedow, la débilité, le surmenage.

Ensoleillement : 1.257 heures : Pluie (moyenne de trois ans) : 900 milli-mètres : Température (moyenne de trois ans) : 8°5.

De Londres en 3 h. 1/2.

Hydros : Smedley's Hydropathic Establishment ; Rockside Hydro ; The Royal.

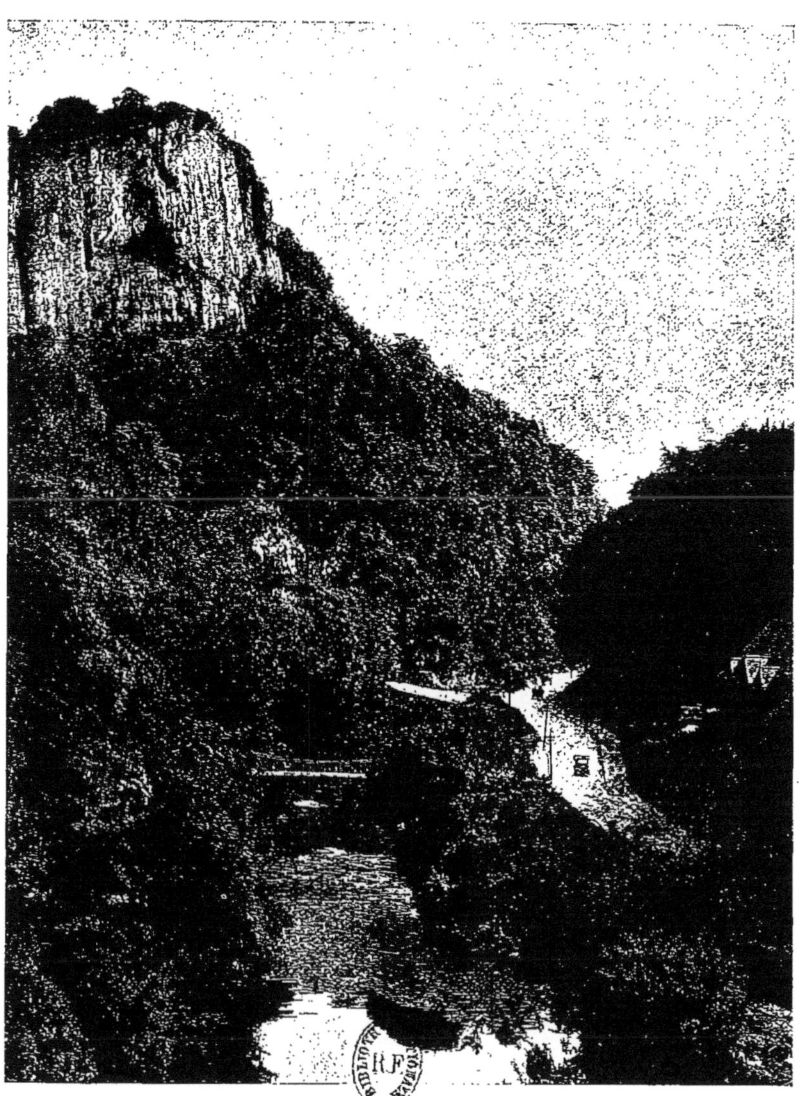

MATLOCK, HIGH TOR.

MOFFAT

Moffat est bâti à flanc de coteau, au pied d'une belle colline boisée. On y jouit au printemps et en automne d'un climat tonique, et sa position abritée en fait une bonne station climatique, même durant les mois d'hiver. Quelques visiteurs se plaignent que le mois d'août y est énervant.

Voici l'analyse des eaux :

	Pour mille
Chlorure de sodium	0,9149
Sulfure de sodium	0,0080
Carbonate de calcium	0,0807
Sulfate de calcium	0,0323
Chlorure de calcium	0,1102
Carbonate de magnésium	0,0368
Chlorure de magnésium	0,0584
» de potassium	0,0896
Silice	0,0094
Total	1,3403

Dans un litre sont dissous 3 cm³ 14 d'H_2S et 18 centimètres cubes d'azote.

L'eau est nettement diurétique, et vu sa faible proportion de NaCl elle n'est pas contre-indiquée dans les affections rénales avec œdème.

Les bains sulfureux calment l'irritation nerveuse et sont d'une utilité spéciale dans les cas de rhumatisme, de sciatique, de goutte, d'eczéma séborrhéique et autres dermatoses.

Distractions : boules, tennis, croquet et golf.

Moffat est à 120 mètres d'altitude. Trajet de Londres en 7 heures.

NANTWICH

La ville de Nantwich, située dans la fertile vallée du Cheshire, est le centre d'une région de grande beauté naturelle et d'intérêt historique considérable.

Les rues ont un charme prenant dû au caractère pittoresque de leurs vieilles maisons, tandis que la magnifique église du xive siècle enchante les amateurs d'antiquités.

Le climat est égal, doux et sec. Il y pleut moins que dans le reste de l'ouest, et les mois d'hiver sont naturellement moins rigoureux que dans les régions plus éloignées de la mer. Aussi Nantwich est elle indiquée à la fois comme station de cure et comme résidence permanente.

L'eau n'est pas aussi concentrée que celle de Droitwich. Les bains offrent aux malades toutes les commodités : bains en baignoire, piscine, douches en pluie et en cercle, air chaud et bain romain. Le traitement de Nauheim et le massage sont entre les mains d'un personnel spécialisé. Comme l'établissement est dans les dépendances d'un hôtel, le malade peut regagner sa chambre sans s'exposer au froid.

Un service électrothérapique a aussi été installé.

On observe une amélioration marquée dans les cas de rhumatisme sub-aigu et musculaire et dans les suites de rhumatisme aigu. Les diverses formes de névrite sont favorablement amendées surtout par l'adjonction du traitement électrique. De même la goutte, sauf peut-être dans ses manifestations cutanées, et le rhumatisme déformant sont très soulagés.

De Londres en 3 h. 1/2. — Hôtel : Brine Baths Hotel.

STRATHPEFFER

Strathpeffer est situé à 16 kilomètres d'Inverness, dans l'une des parties les plus pittoresques de l'Ecosse. La station est bien abritée des vents du nord et son climat est particulièrement égal grâce à la proximité de la mer. La composition et la configuration du sol assurent le rapide écoulement des eaux. La caractéristique du climat est l'absence des extrêmes, la remarquable pureté de l'atmosphère explique le grand nombre de jours ensoleillés. L'humidité est relative, les vents violents sont rares.

Les nuits d'été sont courtes sous cette lattitude ; avril, mai et juin sont des mois agréables, sans grande pluie ni vent et durant lesquels la température s'élève progressivement. Juin est, de tous, le mois le plus agréable. Juillet et août sont les mois les plus chauds durant lesquels les longues périodes de beau parfait sont fréquentes avec des intervalles de quelques averses. En septembre, si la température commence à baisser, en revanche le temps est plus assuré et le climat est idéal.

Les caractéristiques des quatre sources sulfureuses sont : 1° la forte proportion de H_2S avec de faibles quantités de sulfates alcalins et de sulfures ; 2° une très faible proportion de NaCl. Ce dernier point est un contraste frappant avec les sources similaires. C'est ce qui rend les eaux de Strathpeffer si indiquées dans les cas d'affections rénales et goutteuses.

Il y a de plus une source ferrugineuse, mais nous ne donnons ici que l'analyse d'une source typique, dite N° 4 :

	Pour mille
Carbonate de calcium	0,172
» de magnésium	0,125
Sulfate de magnésium	0,556
Chlorure de magnésium	0,034
Sulfate de sodium	0,083
Thiosulfate de sodium	0,004
Sulfure de sodium	0,031
Silice	0,009
Alumine avec traces de fer	0,011
Total	1,024

L'établissement est moderne et bien au point.

Voici une liste succincte des indications de la station :

1° Les affections goutteuses et rhumatismales chroniques et subaiguës. 2° Les diverses manifestations de la goutte et de la diathèse urique. 3° Les inflammations chroniques et subaiguës des tissus conjonctifs des muscles et des nerfs (lumbago, sciatique, etc.) 4° Les rhumatismes déformants. 5° Les dermatoses chroniques, eczéma, psoriasis, surtout accompagnées de goutte, et l'acné. 6° Les dyspepsies gastro-hépatiques, suites de séjour sous les tropiques. 7° Des affections chroniques des voies urinaires telles que les cystites chroniques. 8° Les troubles nerveux fonctionnels. 9° La colite muco-membraneuse. 10° La chlorose et l'anémie secondaire. 11° Une classe hétérogène comprenant les intoxications saturnine et mercurielle chroniques, les catarrhes de l'appareil respiratoire (rhino-pharyngite et laryngite), certains troubles de la circulation tels que les suites de grippe et l'hypertension artérielle. 12° Les états spécifiques demandant un traitement ioduré intensif. Les iodures sont facilement tolérés lorsqu'on soumet le malade à la cure sulfureuse. De plus tous ces malades bénéficient du régime général et des bains appropriés.

Dans des jardins dessinés avec goût se trouvent la buvette et le
« Pavillon », vaste salle de concerts, avec salon de lecture, club où
les étrangers sont admis, restaurant et salle de jeux. Orchestre de
premier ordre. Excellent golf à proximité. Les concours de chiens
de berger, au mois d'août, sont une des attractions du pays. Signalons enfin la pêche au saumon, la chasse, et les innombrables
excursions qui s'offrent aux amateurs de marche, de coach, ou
d'auto.

Strathpeffer est à 14 h. 1/2 de Londres.

Renseignements : The Spa Management.

Hôtels : Ben Wyvis Hotel ; Balmoral Hotel ; Highland Hotel ;

Spa Hotel.

TREFRIW SPA

Trefriw est situé dans une charmante vallée des environs de Conway. Le climat, montagneux et maritime à la fois, est doux. L'air est pur et tonique.

Les sources sont à 1.500 mètres du village, et l'eau est amenée par des canalisations qui n'influent en rien sur ses propriétés : elle se modifie à la lumière et à l'air, aussi l'exporte-t-on dans des bouteilles opaques, scellées, qui assurent sa conversation indéfinie.

Les eaux sont si fortes que la cure débute avec des doses très faibles. Leur goût est agréable et astringent, leur odeur n'a rien de déplaisant; elles sont fraîches.

Les sources sont au nombre de deux, l'une forte, et l'autre faible.

	Source forte (Pour mille)	Source faible (Pour mille)
Protosulfate de fer	5,453	2,446
Sulfate d'alumine	0,7	0,485
» de magnésie	0,227	0,297
» de soude	0,047	0,077
» de chaux	0,376	0,461
Chlorure de chaux	0,016	0,011
Silice	0,134	0,167
Manganèse	0,002	0,001
	6,954	3,945

On voit combien est forte la teneur en fer, qui, sous forme de protosulfate, a une valeur thérapeutique toute spéciale.

La cure devrait se prolonger six semaines en moyenne, débutant avec l'eau moins forte. On en prend des doses de 15 grammes envi-

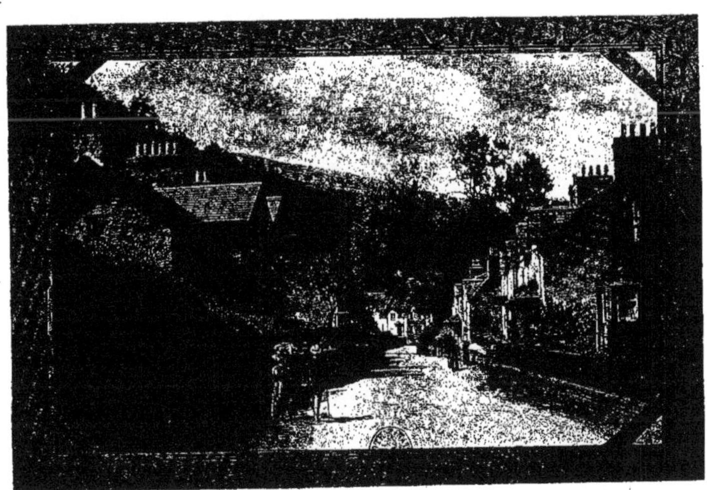

TREFRIW VILLAGE.

ron, trois fois par jour, une heure après les principaux repas. Les prises sont doublées la semaine suivante, puis l'on passe à la source forte suivant une progression analogue. Le mode d'administration, non plus que la durée du traitement, n'ont rien de fixe ; Parfois on observe des signes passagers d'intolérance intestinale, auxquels fait suite une sensation d'euphorie.

La simplicité des bains est extrême. Ils se donnent à 39°, et sont progressivement refroidis pendant les dix à quinze minutes que dure le bain. La sensation de bien-être, pendant et après le bain, est très nette. Au début l'eau est parfaitement transparente et ambrée, mais elle se trouble au bout de quelques minutes, et laisse un dépôt de fer au fond de la baignoire.

L'eau est d'une utilité toute spéciale dans les cas d'anémie, sauf les cas pernicieux, non seulement à cause du fer, mais encore des éléments calciques et sulfurés. Les suites d'anémie sont également améliorées, ainsi que les conséquences du surmenage et des maladies fébriles. L'eau est indiquée encore dans les gastrites et les colites. Dans le cancer, non seulement elles agissent sur les symptômes de cachexie, mais sur les troubles fonctionnels eux-mêmes. Les affections articulaires, rhumatismales et goutteuses, sont autant d'indications de la cure, ainsi que les névroses.

J'ai observé des cas de guérison dans la maladie de Basedow, après un long traitement. Il est admis que les eaux ont une action spécifique dans les intoxications chroniques saturnines et mercurielles.

Les pré-tuberculeux, enfants ou adultes, se trouvent spécialement bien de la cure.

Les distractions sont celles dont peut profiter l'amateur de plein air : golf, tennis, croquet, chasse, pêche, etc.

Population, 700 habitants. Altitude 100 mètres. Saison : avril à octobre

De Londres en 5 heures.

Hôtel Belle-Vue.

WOODHALL SPA

Woodhall est une station jeune qui ne date guère de plus de dix ans. La source fut découverte par accident au cours d'un sondage. L'eau déborda du puits et les habitants du pays en découvrirent empiriquement l'efficacité dans le traitement du rhumatisme. Un établissement de bains fut bâti, puis un hôtel, enfin toute une petite ville thermale qui compte trois mille habitants durant la saison.

On a foré en 1904 un second puits qui débite une eau très similaire à celle du puits primitif dont voici l'analyse faite par Sir T. E. Thorpe :

Pour mille

Densité : 1,01635 à 16°

	Pour mille
Iodure de potassium	0,00768
Bromure de potassium	0,05019
Chlorure de potassium	0,01939
» de sodium	20,0872
Sulfate de magnésium	0,0845
Chlorure de magnésium	0,5528
» de calcium	1,5085
Silice	0,0098
Oxyde de fer et alumine	0,0053
Total	22.3254

L'eau a un goût salé prononcé mais non désagréable. Il y a lieu de supposer qu'elle est radio-active.

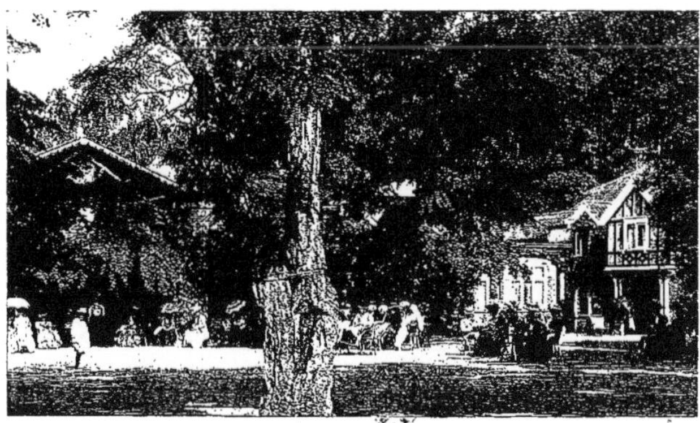

WOODHALL SPA, THE SPA BATHS AND PUMP ROOM.

Il ne faut pas comparer ces eaux chlorurées avec les sources concentrées de Droitwich ou de Salies de Béarn, mais avec le groupe auquel appartiennent Bourbonne-les-Bains et Kreuznach, eaux bromo-iodurées qui peuvent être bues sans dilution préalable.

Au reste pour les applications externes où l'on pourrait désirer des produits plus concentrés, on emploie ici comme dans les stations similaires les eaux mères de concentration.

Ingérées, les eaux stimulent la sécrétion gastrique et intestinale. Une dose de 300 grammes, prise chaude, à jeun le matin, a une action purgative. De faibles doses ont un effet sédatif dont bénéficient les muqueuses enflammées.

Mais l'action la plus utile de l'eau est qu'elle provoque la résorption des dépôts inflammatoires, qu'ils soient articulaires ou vasculaires, en relation avec le système nerveux ou muqueux. Pour obtenir cet effet on emploie des doses qui peuvent atteindre 900 grammes par jour, en trois prises, 30 minutes avec les repas. La tension artérielle est abaissée, et le chimisme du sang amélioré.

L'action externe est tonique et antiseptique pour la peau et pour les muqueuses.

On conçoit que les meilleures indications sont fournies par les affections rhumatismales et rhumatoïdes, subaiguës et chroniques de toute espèce, et leurs suites, les névrites, les dermatoses sèches, les inflammations catarrhales (rhinites chroniques hypertrophiques, pharyngite folliculaire, surdité salpyngienne) Ajoutons les inflammations des muqueuses intestinales et pelviennes ; la stérilité, les fibromes.

La cure est indiquée encore dans les états dits lymphatiques et strumeux, et dans les suites de phlébite.

Les contre-indications sont les affections organiques du poumon, du cœur et des reins, et les cancers.

Une cure de trois semaines environ, permettant de prendre une vingtaine de bains consécutifs, est la normale. Une cure unique est rarement suffisante, et une seconde cure à quelques mois d'inter-alle est souvent nécessaire pour amener un résultat décisif.

Il y a deux établissements de bains qui emploient l'eau minérale en bains, douches et pulvérisations.

Grâce à leur aménagement on peut encore suivre divers traite-ments adjuvants. Il y a de plus un laboratoire privé pour l'application des divers traitements par sérums et vaccins, et un hôpital thermal.

La saison dure du commencement d'avril à la fin d'octobre. La situation de Woodhall et son climat lui donnent tous les avantages d'une station climatique. Le pluviomètre accuse au maximum 57 centimètres 5 par an, et descend parfois jusqu'à 40 centimètres. La ville est bornée au nord et à l'est par un coteau boisé de pins, qui, sans l'encaisser, la protège des vents froids. L'emplacement de la station fut jadis une lande dont le sous-sol de gravier sèche rapidement. Malgré le caractère plat des environs, l'on y rencontre des beautés naturelles qui ont été soigneusement respectées.

Tels sont les raisons qui font recommander Woodhall et ses environs autant aux cardiopathes qu'à ceux qui, au déclin de l'âge mûr, demandent un climat salubre et d'agréables passe-temps. La période la plus froide va de janvier à mars ; le reste de l'année le temps est sensiblement plus beau que nulle part ailleurs en Grande-Bretagne.

Au cours de la saison on organise des représentations théâtrales, des concerts et des bals. Mais les distractions sont de plein air : golf, tennis, croquet, excursions.

Population, 1.400 h. Altitude : 12 mètres. De Londres en 2 h.50 minutes.

Températures moyennes : Mai : 12° 4 ; juin : 14° 3 ; juillet : 16° 2 ; août : 15° 8.

Hôtels : Victoria ; Royal ; Eagle Lodge ; Goring ; Clevedon Golf.

Ces mots ne sonnent pas agréablement à nos oreilles, mais rappelons-nous l'origine des « hydros », à l'époque où les cures par l'eau froide étaient prônées comme une panacée. L'engouement d'un public crédule, puis l'inévitable réaction succédant à tant d'espoirs déçus, expliquent la suspicion où sont tombées ces institutions.

Au début, nombre de vastes établissements furent créés dans un esprit de thérapeutique sérieuse. Puis l'on assista à l'éclosion de toute une classe d'établissements qui, tout en se réclamant de l'enseigne « hydro », n'étaient à vrai dire que des sortes de pensions de famille à prix modérés, mais de second ordre. Comme outillage ils n'avaient tout au plus qu'une salle de bains turcs, et c'est sur l'organisation des distractions qu'ils comptaient pour attirer et retenir leur clientèle. S'ils ont pu créer la popularité de l' « hydro », ils n'ont certes rien ajouté à ce que l'on peut appeler sa dignité thérapeutique.

Ces deux types d'établissements subsistent. Les établissements de cure ont vu toujours se perfectionner leur arsenal, et les établissements du type hôtel, bien situés, bien bâtis, sont visiblement bien dirigés. Entre les deux il y a une catégorie intermédiaire.

Mais il n'y a chez nous rien qui corresponde aux grandes « Kuranstalten » germaniques : institutions qui sont, à vrai dire, des sanatoria généraux ou l'emploi judicieux de l'hydrothérapie se combine à une variété d'autres pratiques ; toute la thérapeutique, depuis la quinine jusqu'à la psychothérapie, est à la disposition du malade. Le manque d'installations éclectiques de ce genre équivaut à un grave défaut de notre arsenal thérapeutique.

Ce qui s'en rapprocherait le plus chez nous ce serait l'établissement « hydropathique » de tout premier ordre. Bien que pour des raisons extra médicales nous soyons obligés d'admettre des visiteurs qui ne sont pas des malades, les vrais malades ne sont peut-être pas sans en bénéficier eux-mêmes. Si la discipline, souvent indispensable, en peut souffrir, il n'en est pas moins vrai que l'atmosphère générale de la maison en est égayée.

Il est de toute évidence que l'un des détails les plus importants à considérer lorsque l'on envoie un malade faire une cure, c'est le détail pratique de son installation. L'hôtel ordinaire n'est pas organisé pour toute une classe de malades demandant une surveillance et des soins que seul peut donner l'établissement spécialisé ; en Grande-Bretagne, il y a l' « hydro ». Point n'est besoin de sortir pour aller à l'établissement : il n'y a que deux pas à faire du lit à l'ascenseur, deux pas de l'ascenseur à la douche. Et puis combien d'éléments d'observation pour le médecin : contact constant avec le malade, rapports détaillés des nurses, etc., fournissent des renseignements que l'on ne saurait obtenir autrement. Dans le cas de dépression nerveuse ce système est inappréciable. Ainsi l' « hydro » a bien sa place spéciale à mi-chemin entre la clinique privée et la station thermale. En permettant au malade très affaibli de bénéficier d'un traitement hydrothérapique intensif il répond à une indication toute spéciale.

A ceux qui ne tiennent pas à frayer avec des étrangers, ni à partager les plaisirs de la foule qui se presse dans une grande station, l' « hydro » offre ses distractions paisibles, sans prétentions, bien aisément évitables en cas de fatigue.

Faire une sélection parmi nos instituts de tout premier ordre serait malaisé : je me contenterai de citer ceux de Peebles, de Malvern (Institut du Dr Ferguson) ; de Matlock (Smedley, Rockside, Matlock House) ; de Wemyss Bay (Institut Philp.), etc.

COTE EST DE L'ANGLETERRE DE BERWICK-ON-TWEED A L'EMBOUCHURE DE LA TAMISE

Un coup d'œil jeté sur la carte de l'hémisphère septentrional nous montre qu'il n'y a aucune terre entre le Pôle Nord et la côte orientale de la Grande-Bretagne ; aussi l'air qui a été purifié par le froid intense de la région polaire et qui est aspiré vers l'équateur doit-il nécessairement être d'une pureté exceptionnelle à son arrivée sur la côte anglaise, et, par conséquent, cette région jouit de la réputation bien méritée d'avoir un air tout spécialement « vivifiant ».

Sur cette partie de la côte anglaise la mer baigne les rivages de sept comtés : Northumberland, Durham, Yorkshire, Lincolnshire, Norfolk, Suffolk et Essex, que nous allons examiner successivement avec leurs stations climatiques.

Northumberland. — Cette côte, à l'exception d'Alnmouth qui est situé sur l'embouchure d'une rivière, offre une ligne presque ininterrompue de falaises accidentées et pittoresques. Les quelques stations climatiques que l'on y rencontre présentent certaines particularités : les jetées et les quais y sont rares ; les cabines de bains sont généralement de simples tentes sur la plage. Aussi ces stations conviennent-elles tout spécialement aux enfants et sont-elles surtout fréquentées par des familles qui y viennent des villes voisines. Nous mentionnerons seulement les trois plus populaires : Bamburgh, Alnmouth et Tynemouth.

Durham. — La côte de Durham a presque exactement les mêmes
caractères que celle de Northumberland. Ses stations balnéaires,
plus clairsemées, sont surtout fréquentées par les habitants des
grandes villes du voisinage. Nous mentionnerons au passage South
Shields, Roker et Seaton Carew.

Yorkshire. — De tous les comtés de la côte orientale le comté
d'York est de beaucoup le plus favorisé, car aucun autre comté ne
possède un rivage aussi étendu (environ 125 kilomètres) et aussi
pittoresque, ni d'aussi belles plages de sable éloignées des villes
commerciales et où le baigneur trouve à chaque pas de nouveaux
sujets d'intérêt. Il est donc tout naturel que les stations balnéaires
de cette côte soient très recherchées non seulement par les habitants des nombreuses cités voisines, mais aussi par des visiteurs de
toutes les parties du Royaume-Uni et même de l'étranger.

Les extrémités nord et sud sont plutôt peu accidentées et
s'abaissent vers des embouchures de rivières ; mais la région intermédiaire présente des falaises abruptes qui s'élèvent parfois
jusqu'à près de 300 mètres. Au pied de ces falaises s'étendent des
plages de sable et exceptionnellement des plages de galets ; bref
ces plages vastes, nettes et sûres sont un paradis pour les baigneurs et pour les enfants qui y prennent leurs ébats.

Les stations les plus fréquentées sont, en allant du nord au sud,
Redcar, Witby, Scarborough, Filey et Bridlington.

Redcar. — C'est une petite ville de 8.000 habitants, située à
l'angle nord-est du comté. La plage de sable est excellente, comme
dans les autres stations de la côte, et l'on peut y aller à pied jusqu'à Saltburn, à une dizaine de kilomètres au sud. Belle jetée de
400 mètres de long et quai de deux kilomètres et demi environ.

Whitby, situé à l'embouchure de l'Est, est une pittoresque ville
de 12.000 habitants. Les indigènes sont presque tous des pêcheurs
et habitent des cottages à toits rouges de chaque côté de la rivière.
Au sommet de la haute falaise du midi se profile la fameuse

abbaye de Sainte-Hilda, d'un intérêt unique au point de vue de l'histoire ecclésiastique, et sur la falaise du nord s'élèvent les principaux hôtels et pensions pour étrangers. Au-dessous se trouvent les quais, la jetée ouest et les bains

Scarborough qui dispute à Brighton le titre de reine des stations balnéaires anglaises, est située vers le milieu de la côte de Yorkshire, et a une population de près de 40.000 habitants.

Le voisinage des grandes villes commerciales du Yorkshire lui amène, à certaines époques, un nombre malheureusement trop élevé de touristes de passage dont le séjour n'est cependant pas assez prolongé pour incommoder réellement les étrangers venus pour toute la saison. La plus grande partie de la ville est bâtie sur une colline rocheuse qui domine deux baies dont les plages sont les North Sands et les South Sands ; entre les deux est Castle Hill sur laquelle est bâti le château. La baie du sud est, la promenade favorite des étrangers avec son quai, Foreshore Road, d'un demi-mille de long au milieu duquel une jetée s'avance sur la mer : on y trouve les distractions, — ou les inconvénients, — des stations populaires, les saltimbanques et les prédicateurs en plein vent ; mais sur la baie du nord qui possède aussi une jetée les malades peuvent se reposer dans les Clarence Gardens. Scarborough convient ainsi à tous les genres de visiteurs, aux bien portants qui veulent se distraire ainsi qu'aux malades. Le naturaliste ou l'amateur d'antiquités qui viennent ici chercher la santé y trouvent de quoi s'occuper, et les amateurs de vie au grand air peuvent se livrer à la pêche, au canotage, au golf ou aux autres sports dans un air très pur et vivifiant.

On peut séjourner toute l'année à Scarborough, mais les mois les plus populaires sont les mois d'été pendant lesquels la clientèle étrangère augmente de près de moitié le nombre des habitants. La température moyenne est de 15° l'été et de 3° l'hiver, et il y tombe environ 60 centimètres de pluie par an. Le vent souffle le plus souvent de l'ouest, mais la plus grande partie de la ville en est abritée par la falaise.

Filey ressemble à Scarborough comme élévation, aspect et climat, mais n'a que 3.000 habitants environ. Aussi cette station est-elle beaucoup plus tranquille et bien moins envahie par les touristes ; elle convient donc tout à fait aux nerveux ou aux surmenés qui ont besoin d'une cure d'air et de repos complète.

Bridlington rappelle à certains égards Scarborough et attire une clientèle très variée et nombre d'excursionnistes. On n'y retrouve que bien peu des attractions naturelles de Scarborough ou de Whitby, mais c'est une station modeste qui convient parfaitement à ceux qui veulent jouir du beau climat de la côte de Yorkshire sans trop dépenser.

Lincolnshire. — « L'humide comté de Lincoln », comme l'appelle Walter Scott, est surtout connu par ses canaux, ses marais et ses fondrières. A part la colline sur laquelle est bâtie la ville de Lincoln, les ondulations du terrain ne sont guère que des dunes de sable. Comme il n'y a pas de montagnes pour arrêter les nuages la moyenne des pluies est remarquablement basse et ne dépasse pas 55 centimètres par an. Le baigneur y trouve d'agréables plages de sable. Quatre stations seulement y attirent les visiteurs : Cleethorpes, Mablethorpe, Skegness et Sutton-on-Sea, qui se ressemblent beaucoup. Ce sont plutôt des stations de vacances que des stations de malades. Les compagnies de chemins de fer font tout leur possible pour faciliter les choses à la petite clientèle, et toute l'année leurs tarifs sont excessivement réduits : en été les billets d'aller et retour de Londres à Skegness, soit au total plus de 420 kilomètres, ne coûtent que 3 fr. 75.

Norfolk et Suffolk. — Ces comtés forment une sorte de parallélogramme et l'on peut les considérer ensemble. Leur orientation est excessivement variée. Comme le Lincolnshire ces deux comtés sont remarquablement plats, mais le Norfolk occupe un plateau calcaire qui se termine en falaises abruptes sur la mer, excepté au midi. Le Suffolk est plat et comme le Norfolk a un sous-sol calcaire. Les pluies y sont peu abondantes, comme dans les régions où les collines sont peu élevées : la moyenne à Yarmouth est de 55 centimètres, et un peu moins à Cromer ; à Lowestoft 53, et à Felixstowe 50 centimètres environ.

Tout le long de la côte de ces deux comtés s'échelonnent de nombreuses villes qui sont d'utiles stations climatiques en raison de leur air excellent et de toutes les commodités qu'elles offrent aux baigneurs. Les plus fréquentées sont Hunstanton, Sheringham, Cromer, Mundesley, Yarmouth, Lowestoft, Aldeburgh et Felixstowe, qui toutes ont de larges plages de beau sable fin. Comme nous l'avons vu plus haut, les stations du comté de Norfolk, depuis Hunstanton jusqu'à Mundesley, se trouvent sur des falaises calcaires. Au sud de Mundesley le rivage s'abaisse pour devenir tout à fait plat à Yarmouth. Le Suffolk n'a pas de falaises, mais ses plages sont sablonneuses comme celles de Norfolk.

La popularité de ces diverses stations varie avec les distractions qu'elles offrent aux visiteurs et l'on peut en juger en comparant le nombre des habitants de chacune d'elles. Voici quelques chiffres approximatifs : Yarmouth, 59.000 habitants ; Lowestoft, 30.000 ; Felixstowe, 6.000 ; Cromer, 3.800 ; Hunstanton, Sheringham et Aldeburgh, 2.500 chacune ; Mundesley, 700.

Hunstanton, ou comme on l'appelle dans le pays, Hunston, est situé sur la côte est, ou de Norfolk, du Wash ; mais il est aussi exposé à l'ouest et domine le Wash et l'on aperçoit la côte de Lincolnshire à l'horizon. Du promontoire sur lequel il est situé on a une vue superbe sur la mer et l'on peut y admirer de merveilleux couchers de soleil.

Par suite de son exposition à l'ouest et de l'abri que ménage à la ville la région accidentée et boisée qui la borne à l'est, les vents d'est s'y font peu sentir, même sur les points les plus élevés, et sur la plage on est parfaitement protégé par des falaises qui ont une hauteur de 20 mètres et plus. Ces falaises présentent une curieuse gamme de nuances, depuis le calcaire blanc de leur sommet jusqu'au brun foncé de leur base, en passant par le gris et le rouge foncé ; l'effet produit par ces couches de couleurs variées qui sont tantôt très distinctes, tantôt mélangées, est tout spécialement pittoresque et est surtout curieux au soleil couchant.

La plage des bains est excellente et vaste. Les baigneurs audacieux s'amusent à s'avancer en sautant sur les rochers plats que la mer découvre à marée basse et c'est ainsi que s'est développé le sport du saut à la perche qui fait la joie des enfants pendant la saison.

Le climat est sec, tonifiant et tempéré, et peut être avantageusement recommandé, surtout pendant les mois d'automne, aux malades qui souffrent de la poitrine. Les pluies sont peu abondantes, et, en 1910, par exemple, qui fut une année assez pluvieuse, elles n'ont pas dépassé 46 centimètres. Ce sont là des conditions très favorables pour les rhumatisants quels qu'ils soient.

Hunstanton doit être surtout prescrit aux convalescents ou aux opérés ; les enfants porteurs d'engorgements ganglionnaires s'améliorent très rapidement dans ce climat si sec et si ensoleillé.

On trouve à Hunstanton de nombreux hôtels et pensions. Il y a un excellent golf course et des tennis et autres sports de plein air.

Hôtel : Sandringham Hotel.

Cromer. — Parmi les stations climatiques de la côte est, Cromer, dont l'air pur et les brises vivifiantes sont renommées depuis bien longtemps, mérite à plusieurs égards une place à part.

Cromer est en toutes saisons un lieu charmant : au printemps avec la luxuriance de sa verdure, ses narcisses et ses fleurs des champs, ses champs de rhododendrons en plein épanouissement ;

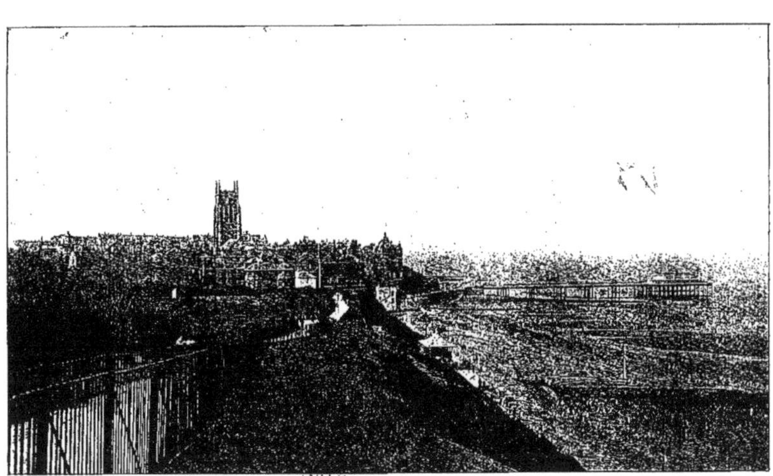

CROMER.

en été, lorsque l'air des autres villes est lourd et étouffant, Cromer est raffraîchi par les brises de la mer du Nord, et plus tard dans la saison si l'on connaissait mieux le climat exquis de son automne et de son hiver, Cromer pourrait être un séjour de vacances jusqu'à la fin de l'année.

La plage des bains est splendide et à l'heure du bain des employés circulent en bateau le long du bord afin de porter secours aux baigneurs en cas de besoin ; la plage elle-même est toujours très agréable et l'on n'y est pas importuné par les vendeurs ambulants.

Le visiteur qui veut faire du canotage ou de la pêche trouve facilement des bateliers. La liste des distractions et des amusements est assez complète, golf, tennis. jeux de boules et de croquet, et pour ceux qui ne veulent pas se donner de mouvement on a organisé des concerts excellents et des représentations des pièces en vogue à Londres. Les deux cercles de Cromer ouvrent leurs portes aux membres saisonniers présentant des garanties suffisantes et qui veulent s'y livrer aux charmes du billard ou du bridge.

La vie d'hôtel à Cromer est très confortable et les hôtels, pensions ou appartements sont les meilleurs de toute la région. Leurs prix sont fort raisonnables et les visiteurs sont même souvent surpris de trouver à si bon compte d'aussi bonnes installations.

Cromer est remarquablement sain, mais il offre aux malades toutes les ressources médicales d'une grande ville ; les habitants sont très fiers de leur hôpital qui est excellent.

Hôtels : Grand Hotel ; Overstrand Hotel à 3 kilomètres de la ville.

Sheringham, qui a récemment refusé d'avoir une garnison, a ainsi affirmé sa volonté d'être et de rester une station tranquille et select. C'est une charmante petite ville dont les environs sont magnifiques.

Hôtels : Grand Hotel ; Sheringham Hotel.

Yarmouth et *Lowestoft* sont beaucoup plus animés. En été elles conviennent aux familles qui veulent avoir à la fois des distractions et les avantages de l'excellent climat de la côte est.

Hôtel : à Lowestoft : Empire Hotel.

Mundesley et *Aldeburgh* sont des endroits très tranquilles qui conviennent admirablement aux enfants délicats.

Felixstowe, exposé au sud-est et protégé contre les vents du nord et de l'est, jouit d'un climat ensoleillé et agréable, et sa situation sur un plateau élevé lui assure une bonne ventilation. C'est une des meilleures résidences d'hiver de toute la côte orientale. Moitié ville et moitié village, elle n'est ni trop triste ni trop bruyante. Son principal inconvénient, tant pour l'ombrage que pour le coup d'œil, est peut-être la rareté des arbres.

Hôtel : Hotel Felix.

Les « **Norfolk Broads** » méritent une mention spéciale à côté des stations climatiques de la côte orientale. Ce sont des lagunes d'eau salée alimentées par la mer voisine, et un séjour sur les Broads a tous les avantages d'un voyage sur mer sans les inconvénients du mal de mer. Les personnes d'humeur vagabonde ne peuvent manquer d'apprécier quelques semaines de vacances tranquilles et bienfaisantes sur les Broads, avec les mille incidents de la vie à bord, et tout l'imprévu de la vie sur l'eau. On se sert d'habitude soit du « skiff » pour un ou deux passagers et un « mousse », soit du « Norfolk wherry », sorte de barque couverte pour plusieurs personnes, mais dont la manœuvre nécessite deux hommes.

Essex. — La côte d'Essex présente cette particularité d'être morcelée en petites îles qui sont inhabitées, mais les bras de mer qui les séparent constituent d'excellentes pêcheries et des ports très sûrs pour les bateaux de plaisance. Les stations maritimes de cette région sont surtout des buts d'excursions ou de croisières pour les touristes, aussi ne les décrirons-nous pas ici.

Ile de Thanet. — Bien qu'elle soit, en réalité, une île, Thanet est une sorte de prolongement du comté de Kent. Son sous-sol est calcaire et recouvert d'une couche d'argile légère le plus souvent assez mince. L'altitude maxima de l'île ne dépasse nulle part une soixantaine de mètres au-dessus du niveau de la mer ; elle ne possède pas de source minérale, bien que des sources très chargées en chaux et qui fournissent une eau potable excellente la sillonnent en tous sens.

Le rivage est surtout orienté vers le nord, en sorte que trois des cinq ports de l'île de Thanet sont exposés au nord, bien que cette île soit la partie la plus avancée du Royaume-Uni vers l'est. D'autre part, la forme arrondie de ce promontoire donne à une partie de la côte sur une distance de quelques kilomètres seulement la variété d'une exposition non seulement à l'est, mais aussi au sud-est.

Les caractères essentiels du climat de Thanet sont la sécheresse du sol par suite de la porosité du sous-sol calcaire, l'absence de brumes et de brouillards pour les mêmes raisons et aussi du fait des courants aériens presque constants, l'abondance de soleil, et enfin et surtout un air tonique et vivifiant qui défie toute analyse. Tous ces facteurs réunis concourent à assurer un climat qui convient surtout aux enfants et notamment à ceux qui souffrent d'affections tuberculeuses des os, des articulations ou des ganglions lymphatiques.

Après cette rapide esquisse des caractères communs à l'île tout entière, il est nécessaire d'étudier ici quelques-unes des particularités spéciales de ses principales stations balnéaires, que nous allons passer en revue du nord au sud.

Westgate-on-Sea, est séparé par de grands espaces libres de Birchington à l'ouest et de Margate à l'est, et a le même climat que ce dernier. La ville, aux maisons serrées, entoure deux baies, et, par conséquent, l'orientation des maisons bâties face à la mer est variée. Chacune de ces maisons a son jardin. Sur la falaise et au delà des murs de la ville sur lesquels s'étend une large esplanade, on trouve des jardins abrités et de grands terrains vagues.

Toutes les routes voisines de la mer sont des routes particulières qui peuvent être facilement surveillées ; on peut ainsi éviter l'ennui des touristes de passage que rien n'attire ici.

La plage est entièrement recouverte à marée haute, mais bientôt après chaque marée de larges espaces se découvrent, à la grande joie des enfants qui se trouvent si bien à Westgate.

La ville est très fréquentée en août comme d'ailleurs toutes les villes de cette côte.

Margate est une ville de 27.000 habitants, bâtie en bordure de la mer et coupée par une vallée profonde où se trouve un parc public. Belle jetée, grand hall couvert et bons hôtels.

Bien des personnes, même en Grande-Bretagne connaissent à peine de nom l'île de Thanet ; mais nulle part dans le monde anglais Margate n'est inconnu. Cette station a une littérature et des traditions à elle ; elle nous rappelle des souvenirs de joyeux touristes et de plages populeuses, et aussi de brises vivifiantes et d'air bienfaisant ; la climatologie orthodoxe n'a cure des souvenirs de jadis, mais si l'on admet que le bon air fortifie celui qui le respire on ne saurait reprocher au touriste de passage de venir faire provision d'un si bienfaisant tonique. Il est également injuste de faire de Margate la Mecque des trains de plaisir ! Certes, à certains endroits et à certaines époques les excursionnistes sont fort nombreux ; mais ces touristes passagers n'encombrent qu'une partie de la plage dont le reste est laissé en toute propriété aux visiteurs moins bruyants et plus casaniers.

Mais Margate peut laisser dire les railleurs, car sa réputation est solidement établie dans le public pour son air excellent, et dans le monde médical pour les résultats que l'on y obtient dans les cas de tuberculose chirurgicale.

La ville n'est ni majestueuse ni bien construite. Ses dimensions

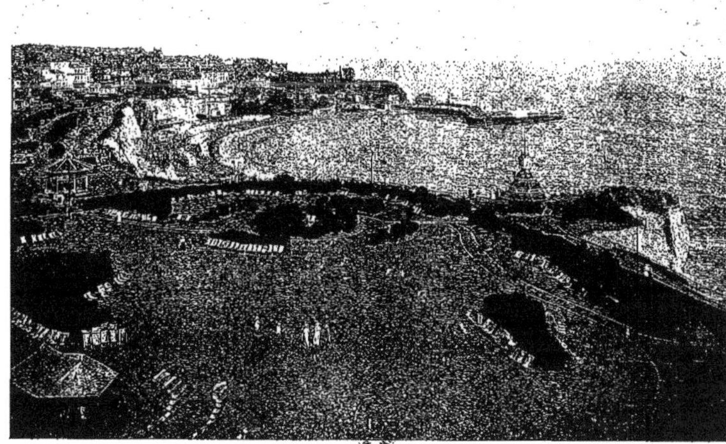

BROADSTAIRS.

et son architecture ne sont pas ce que l'on s'attendrait à trouver dans une ville de saison qui a une si grande réputation pour le traitement d'un si grand nombre de maladies.

Cependant, au point de vue thérapeutique, Margate n'est pas bien connue des étrangers. Si le bruit courait aux Etats-Unis que l'on y obtient en peu de temps des résultats admirables, on y verrait sans doute accourir bien vite une foule d'Américains, toujours à la recherche du chemin le plus court, vers la fortune ou vers la santé.

Hôtel : Cliftonville Hotel.

Broadstairs, au bord de la baie qui s'étend de Margate à Ramsgate, fait face au levant. Les falaises qui l'entourent protègent la ville des bourrasques du nord-est et du sud-ouest qui soufflent en février, mars et avril. Les écarts de la température journalière sont remarquablement réduits. L'air est clair et vif, et l'insolation y est bonne, notamment pendant les mois d'hiver, d'octobre à mars. La chaleur et la sécheresse de l'air ainsi que l'abri des falaises permettent même aux malades de passer sans danger la plus grande partie de la journée au dehors, même si le temps n'est pas beau.

Broadstairs est resté la curieuse ville vieillotte qu'a immortalisée Dickens dont les diverses résidences sont indiquées par des plaques commémoratives.

A marée basse on peut se baigner jusqu'au milieu de l'automne sur une belle plage sablonneuse en pente douce et agréablement abritée. Cette plage est si abritée que même lorsque souffle le vent d'est qui est froid, la température de la plage est de plusieurs degrés supérieure à celle des falaises.

Broadstairs est une excellente station pour les enfants et pour les vieillards et son climat d'hiver convient à la plupart des malades. C'est par excellence la plage des enfants, et l'on a remarqué que des enfants que l'on avait amenés à Broadstairs y ont acquis des forces qui leur ont permis de grandir sans incidents et qui les ont soutenus jusqu'au déclin de la vie.

On estime en général que l'air de toute la côte de Thanet a une influence toute spéciale dans la tuberculose chirurgicale. Aussi dans le choix d'une station sur cette côte ce n'est pas la maladie, mais la résistance du malade qu'il faut considérer. Par conséquent, de même que Broadstairs est tout spécialement indiqué pour les âges extrêmes, on pourra y envoyer aussi les adultes pour lesquels l'air de Margate serait trop vif ou celui de Ramsgate trop sédatif.

Certains cas de tuberculose pulmonaire au début se trouvent remarquablement bien d'un séjour à Broadstairs ; dans les cas plus avancés c'est le contraire ; les porteurs de cavernes s'en trouvent fort mal.

La plupart des asthmatiques s'y améliorent, excepté ceux qui se trouvent bien de l'atmosphère enfumée des grandes villes.

On a aussi observé d'excellents résultats cliniques dans les cas suivants : bronchites ; affections nerveuses fonctionnelles ou organiques ; maladies de cœur, lorsque la compensation commence à ne plus se faire ; arthrites rhumatismales, bien que l'on estime en général que cette maladie s'aggrave plutôt à la mer. Comme dans les stations voisines, les convalescents de maladies aiguës se rétablissent très rapidement.

Les hypertendus de toutes sortes ne s'améliorent pas à Broadstairs. Quant aux diabétiques il ne faut à aucun prix les y envoyer, car il semble que l'air marin favorise le coma.

Hôtels : Grand Hotel ; Carlton.

Ramsgate, la plus grande ville de l'île, est exposé au sud-est et séparé de Broadstairs par une bande de terre. Il possède le seul port de l'île et, par conséquent, c'est le seul refuge des yachts. Au sud de la ville la fameuse baie de Pegwell reçoit les eaux de la Stour qui limite l'île de Thanet. C'est ici que Jules César et saint Augustin ont abordé en Angleterre. La ville s'élève rapidement de chaque côté du port ; elle a une excellente plage de sable et jouit d'un climat ensoleillé et tonique.

Hôtel : Granville Hotel.

COTE DE KENT DE SANDWICH A FOLKESTONE

Le long de cette côte s'échelonnent Sandwich et la baie de Saint-Margaret, ainsi que les villes de Deal, Walmer, Douvres et Folkestone. Sandwich, Deal et Walmer font face à l'est et ne sont pas abrités contre les vents du nord et de l'est, ce qui maintient leur température plus basse en été. La baie de Saint-Margaret, Douvres et Folkestone sont assez bien abrités contre les vents du nord et de l'est.

CLIMATOLOGIE. — Le climat de cette côte, si exposée aux vents, n'est pas aussi rude que celui de Thanet ou de la côte plus septentrionale. Cette différence de climat provient de deux causes : d'abord la latitude plus méridionale, et secondement le voisinage d'une mer plus méridionale soumise aux influences du Gulf Stream et tempérée par les brises tièdes de l'Atlantique. Aussi le climat de la bande de terre qui fait face aux Downs ne peut se comparer au climat d'aucune autre région de la côte est. Ses propriétés toniques sont dues moins à ses qualités intrinsèques qu'à l'action des fortes brises qui soufflent de la mer et surtout de l'est et du nord-est.

INSOLATION. — Toutes les stations de cette côte sont plus ensoleillées que l'intérieur des terres et la moins favorisée d'entre elles est encore plus privilégiée que bien des régions de l'Europe continentale comme durée et comme intensité d'insolation.

PLUIES. — Les pluies sont beaucoup moins abondantes que dans les régions plus à l'ouest, par suite de l'absence de collines dans la partie nord de ce district. A l'endroit où les Downs s'enfoncent vers l'intérieur au delà de la ville on voit souvent tomber la pluie alors que le plateau sur lequel s'élève la ville est éclairé d'un brillant soleil.

BROUILLARD. — Les brouillards de terre sont à peu près inconnus dans cette région si sèche et si bien drainée naturellement, et les brouillards de mer sont même relativement rares. Ils sont cependant moins rares que plus à l'ouest, car c'est ici que se rencontrent les eaux froides de la mer du Nord avec les eaux plus chaudes de la Manche.

VENTS. — Il est évident que les mêmes vents soufflent sur toute l'étendue de la côte, mais leur volume et leur force sont soumis à des influences locales. Folkestone, Douvres et la baie de Saint-Margaret, et surtout cette dernière, sont assez bien abrités au nord et nord-est ; mais Sandwich, Deal et Walmer ne le sont que bien peu. C'est le contraire pour les vents d'ouest et de sud-ouest qui soufflent environ neuf mois de l'année. C'est cependant au printemps, c'est-à-dire lorsque les vents d'est sont le plus fréquents, qu'il est le plus nécessaire de s'abriter du vent.

Sandwich est une mine de trésors pour l'archéologiste, mais n'a pas assez de valeur comme station climatique pour que nous nous en occupions ici.

Deal et *Walmer*. — Walmer est un prolongement de Deal sur la route de Douvres. Au nord, la plage est de sable et de galets, et au sud c'est du terrain calcaire ; en arrière et sur un espace de huit à dix kilomètres s'étend une plaine unie et verdoyante. Le printemps est généralement pluvieux, mais l'automne est souvent beau. Il n'y a pas d'abri à l'est et au nord ; on peut considérer ce district comme très exposé, mais il lui manque l'air sec et toniqu que l'on trouve dans l'intérieur.

La Baie de Saint-Margaret (Saint-Margaret's Bay) est située à environ six kilomètres au nord-est de Douvres et est complètement abritée au nord et au nord-est par le promontoire des South

Forelands dont le point le plus élevé dépasse 125 mètres. La baie est desservie par la gare de Martin Mill distante d'environ trois kilomètres. Elle a environ un kilomètre et demi de largeur et est aussi bien abritée que l'Undercliff de Ventnor, mais son climat est plus tonique. La neige et la gelée sont très rares en hiver et la végétation prospère d'une façon surprenante.

Il y a toujours de l'air, et tous les vents, à l'exception des vents du nord et du nord-ouest, soufflent directement de la mer. La meilleure époque pour les malades est de mai à novembre. En octobre et en novembre les visiteurs sont à peu près sûrs de pouvoir se passer de feu, et l'on peut même lire à la fenêtre ouverte, car on a ici une abondance de soleil et une absence de brouillard et d'humidité que l'on ne retrouve nulle part ailleurs sur cette côte. Au printemps et au commencement de l'été les brumes sont fréquentes.

Hôtels, etc. : Hotel Granville. Les logements sont peu nombreux ; en été on trouve cependant un certain nombre d'appartements.

Douvres. — Cette station qui fut jadis très à la mode a perdu peu à peu de son importance à cet égard à mesure que se sont développés son port de guerre et son port de commerce.

Douvres fait face au midi et est environné et protégé en arrière par une ligne de hauteurs calcaires. La ville est donc bien abritée contre les vents du nord, du nord-est et du nord-ouest, aussi en été il y fait parfois très chaud. Le climat est sec, moins doux que celui de Saint-Leonards et moins vif que celui de Brighton. Les vents soufflent surtout à la fin de l'hiver et au commencement du printemps, et notamment le vent du sud-ouest qui souffle une centaine de jours par an. Les brumes de mer sont très fréquentes.

Folkestone est de beaucoup la plus importante et presque la plus grande des villes de cette région ; sa population est de près de 33.000 habitants. La ville est située à l'extrémité d'une ligne de falaises calcaires qui va jusqu'à Douvres à plus de 10 kilomètres. Bâti sur une éminence qui domine le détroit et abrité au nord par les Downs, d'une altitude de 200 mètres, Folkestone présente des avantages naturels qui le mettent au premier rang des stations climatiques. La ville est située sur un plateau orienté au midi et dont le point le plus élevé est à 54 mètres au-dessus du niveau de la mer. Ce plateau s'abaisse graduellement vers l'est jusqu'à une vallée qui le coupe et s'élève de nouveau en pente douce pour aller se confondre avec les collines calcaires du nord-est; il se termine brusquement sur la mer en falaises le long desquelles s'étend la promenade des Leas, une des beautés de Folkestone; les visiteurs peuvent y respirer le bon air de la mer, et pendant les premiers mois de l'année ses falaises abritent des vents froids les malades ou les personnes qui viennent faire de l'exercice au grand air dans les beaux jardins qui s'étendent au-dessous, entre les falaises et la mer. Le plateau de Folkestone forme un petit promontoire, aussi est-il bien ventilé par la mer, ce qui est un grand avantage pendant les chaleurs. Et de fait Folkestone est rarement trop chaud, même pendant les étés les plus torrides.

La ville est bien établie; les maisons ne sont pas trop serrées et la plupart d'entre elles dans le quartier de l'ouest sont groupées autour de jardins avec pelouses pour tennis et croquet. Des rangées d'arbres le long des boulevards et des avenues rendent la ville plus attrayante.

Des ascenseurs hydrauliques font communiquer la plage avec les Leas; plus bas on a récemment construit une promenade le long de la mer. Toute la plage, ainsi que presque toute la face de la falaise, ont été heureusement aménagées avec des chemins et des sentiers en lacets agrémentés de nombreux bancs.

Les environs sont variés et pittoresques, avec de nombreuses promenades et excursions, et le voisinage immédiat du camp de Shorncliffe est un avantage de plus pour la ville.

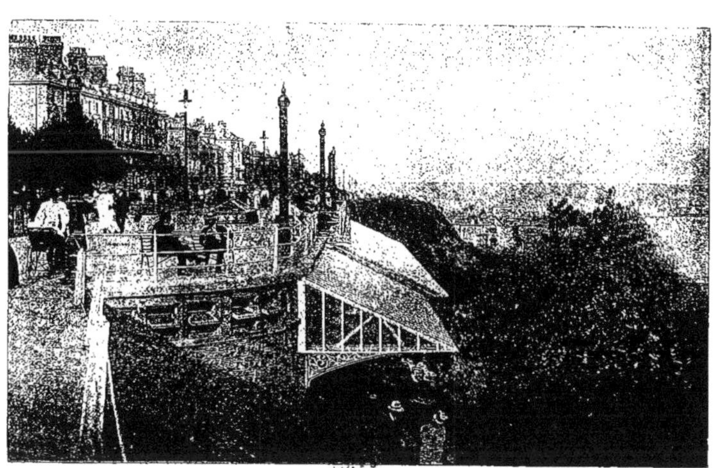

FOLKESTONE
(To show the different levels).

On trouve à Folkestone tout ce qu'il faut pour l'équitation, le tennis, le canotage et le patinage à roulettes, et des steamers permettent de visiter la côte ou de pousser jusqu'à Boulogne. Il y a un bon club de cricket et un golf course de premier ordre tout près de la ville.

LOGEMENTS. — On trouve des logements à la portée de toutes les bourses, depuis les plus modestes appartements jusqu'à des hôtels qui comptent parmi les plus luxueux du royaume. Dans la plupart des hôtels il est possible d'obtenir un régime simple au lieu des menus plus savants qui conviennent aux bien portants. Il y a aussi un grand nombre de bons appartements meublés à louer.

CLIMAT. — Folkesione est renommé pour l'égalité de sa température, et sa situation sur un promontoire lui assure en été une fraîcheur et en hiver une chaleur dont on ne jouit pas dans l'intérieur des terres. La moyenne de température de l'année est de 10°, et l'écart journalier est de 4 à 5°. L'hygromètre accuse 81 0 0 et le pluviomètre 66 centimètres. L'insolation est de 1.850 heures. Le vent souffle surtout du sud-ouest pendant l'été et l'automne, et le vent du nord-est se fait principalement sentir pendant les quatre premiers mois de l'année.

BAINS DE MER. — La mer à Folkestone est claire et généralement d'un aspect engageant ; la plage est sablonneuse ou en galets. Le bain est la grande attraction de Folkestone surtout depuis que les bains mixtes ont été autorisés. La société des bains a très bien aménagé la plage et a fait installer de jolis pavillons en toile. A marée basse les rochers forment un bassin intérieur dans lequel on peut se baigner en toute sécurité. Un employé est toujours de service et prêt à toute éventualité. Pour les poltrons ou pour ceux qui ne savent pas nager on a construit ce que l'on appelle les « Crates », énorme machine entourée d'une grille de fer avec un fond de grossiers paillassons et des cabines nombreuses ; on peut s'y baigner sans nul danger.

ÉTABLISSEMENT DE BAINS. — L'établissement de bains comprend de belles piscines de natation ainsi que des bains ordinaires et médicamenteux. Les Bains Turcs contiennent, en outre des bains d'air chaud ordinaires, tous les genres de bains médicamenteux ou autres que peuvent demander les malades.

INDICATIONS. — Folkestone est une station tonique et reconstituante qui convient surtout aux personnes qui ont besoin de se fortifier. C'est la station par excellence des convalescents ou des chroniques, et notamment des déprimés par suite d'accidents, de maladie ou de troubles nerveux. Ils s'y guérissent ou du moins s'y améliorent peu à peu. La ville offre des distractions et de la variété à ceux qui, sans être malades, ont besoin de repos, et bien que l'on s'y occupe surtout des malades, ce n'est pas une de ces villes qui regorgent de malades à l'aspect cadavérique.

Voici quelques-unes des affections qui s'y améliorent : l'insomnie y est en général fort soulagée, car l'air favorise le sommeil chez les bien portants, et ceux qui ne dorment pas jouissent souvent d'un bon sommeil pendant leur séjour. Les tuberculeux se trouvent très bien de Folkestone, surtout lorsque le catarrhe bronchique est modéré. On peut facilement continuer tout l'hiver la cure de plein air, car il y a de nombreuses maisons exposées au midi dont un certain nombre ont des vérandas. L'un des grands hôtels a des loggias spécialement construites qui sont de véritables bains de soleil avec des ventilateurs qui laissent entrer l'air pur tout en abritant des grands vents.

L'anémie, la cachexie tropicale et le paludisme, les affections rénales chroniques, la dyspepsie, la diarrhée chronique et la dysenterie, la maladie de Graves s'améliorent aussi.

Les bronchites et laryngites s'en trouvent bien en été et en automne, mais on ne doit pas les y envoyer en hiver à cause des vents trop violents. Folkestone est aussi renommé pour le traitement des troubles nerveux. On y rencontre fort peu de personnes souffrant de rhumatismes, de rhumatisme articulaire aigu et d'arthrite rhumatismale.

Hôtels. Grand Hotel ; Avenue Mansion.

COTE SUD-EST ET COTE SUD DE L'ANGLETERRE, DE SANDGATE A SOUTHSEA

Sur cette portion de la côte, qui a une longueur d'environ 250 kilomètres, la mer baigne les comtés de Kent, de Sussex et de Hampshire. Le climat de la côte de Sussex est plus doux que celui de Kent, car Sussex est plus abrité au nord et à l'est et subit aussi l'influence d'une mer relativement chaude. Cette côte a aussi des hivers plus chauds et des étés plus frais que la région qui s'étend au nord des South Downs. La moyenne annuelle des pluies sur cette partie de la côte sud est d'environ 65 centimètres ; les vents soufflent surtout du sud-ouest et ¦de l'ouest, et l'on peut résumer comme suit les caractères essentiels de ce climat ; pluies moins abondantes, humidité relative plus grande, température plus égale et présentant des écarts journaliers moins marqués que dans les régions plus septentrionales de l'intérieur.

Si l'on part de Folkestone et que l'on se dirige vers l'ouest le long de la côte de Kent, on rencontre à 2 kilomètres 1/2 la jolie station d'été de *Sandgate* dont le sol est sablonneux et qui est bien abritée au nord et au nord-ouest ; les pluies y sont relativement peu abondantes.

Les plages que l'on rencontre ensuite en continuant vers l'ouest sont les villes de Hastings avec Saint-Leonards, Bexhill et Eastbourne que nous étudierons plus loin. A mi-chemin entre Eastbourne et Brighton se trouve *Seaford,* sur un sous-sol calcaire, et qui a un climat assez sec et régulier, une bonne proportion de beau soleil et un air tonique qui convient aux convalescents. Seaford a un bon golf course et une plage de galets.

Plus loin la station bien connue de *Brighton* qui a tous les avantages de la plage et de la grande ville. Brighton n'est qu'à 80 kilomètres de Londres avec lequel il est relié par un excellent service de trains rapides. Il est devenu la résidence de nombreux hommes d'affaires de la ville, le rendez-vous du monde qui s'amuse et le pied à terre à la mode des gens riches. D'autre part, c'est un centre important au point de vue de l'enseignement et il y a de nombreux collèges et écoles. La ville, bâtie en majeure partie sur un sol calcaire, regarde le midi et le sud-ouest, et est abritée au nord et à l'est par les Downs. L'air est vif et tonique et le ciel généralement clair. Brighton a une bonne proportion de soleil, des pluies assez peu abondantes et une humidité relativement modérée. Le mois le plus sec est le mois de mai, et le mois le plus humide est le mois de janvier. L'automne est la meilleure saison pour les malades.

Hôtel : Norfolk Hotel.

A une quinzaine de kilomètres à l'ouest de Brighton est *Worthing*, petite station assez abritée qui regarde presque le plein midi Son climat est doux, assez sec et relativement égal. La température y est en moyenne de 10° et on y observe habituellement plus de 1.700 heures de soleil par an. Des pluies peu abondantes, l'absence des brouillards de terre, une humidité relative moyenne de 83 0/0, ainsi que son climat marin, en font une station utile pour les malades.

Bognor est une paisible station à 28 kilomètres plus à l'ouest, en plein midi, sur un sol calcaire et avec une vaste plage de sable toute indiquée pour les enfants.

La dernière plage de quelque importance sur la côte méridionale est *Southsea*, qui est en réalité une continuation, bâtie récemment sur l'île de Portsea, de la ville de Portsmouth. Elle est exposée au

midi et protégée au nord par les collines de Portsdown et en partie
au sud-ouest par Portsmouth et l'île de Wight. Le climat y est
doux, mais relativement assez humide en hiver. Southsea est le
rendez-vous favori des familles des officiers en retraite et on y
trouve à la fois la vie mouvementée d'une ville de garnison et
tous les plaisirs de canotage, du yachting et des bains de mer.
C'est aussi une station utile pour les convalescents, et de nombreuses personnes délicates ou qui souffrent d'affections pulmonaires chroniques se trouvent bien d'y passer l'hiver.

Hôtels : Queen's Hotel ; Royal Pier Hotel.

Hastings et sa voisine moderne, *Saint-Leonards*, se font suite le
long de la côte de la Manche sur une distance de 5 kilomètres ; Saint-
Leonards, à l'ouest, regarde le plein midi, tandis que Hastings est
légèrement orienté vers l'est.

Vers l'intérieur, et à une distance variant de deux à quatre kilomètres, la ville est protégée par une rangée ininterrompue de
collines dont les crêtes forment la limite nord de la commune.

Ainsi que les autres stations de la côte méridionale, Hastings
jouit du privilège de se trouver à proximité de vastes espaces
marins soumis à l'influence du Gulf Stream. Une des conséquences
de cette situation c'est que l'hiver n'y est pas trop rude, car les
gelées prolongées et les grosses chutes de neige y sont rares. Et
de fait les hivers y sont assez doux pour permettre la culture en
pleine terre du myrte, du fuchsia, du camélia et de la citron-
nelle.

Ce que l'on sait moins c'est que la température d'été n'est pas
excessive et que les grosses chaleurs ne s'y font guère sentir pas
plus que les grands froids. Le nombre des heures de soleil, pour
telle ou telle année ou pour plusieurs années de suite, dépasse
celui de n'importe quelle autre partie de la Grande-Bretagne. L'absence relative de brouillards joue aussi un rôle important.

En 1911, on a noté jusqu'à 2.147 heures de beau soleil.

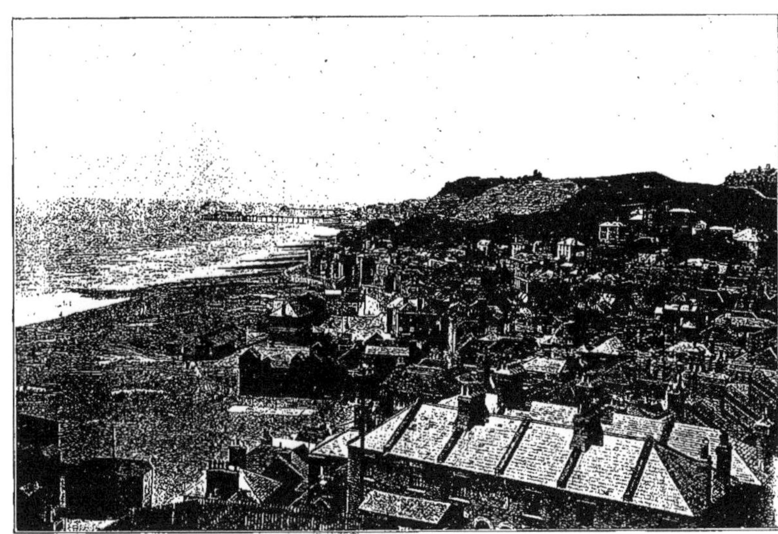

HASTINGS, OLD TOWN.

Les pluies s'élèvent à environ 73 centimètres par an, et le vent qui prédomine est le vent d'ouest sud ouest.

Les températures moyennes sont : pour le printemps, 9° ; pour l'été, 16° ; pour l'automne, 11° ; pour l'hiver, 5° : et comme moyenne de l'année, 10°. L'écart journalier moyen est de 6°.

Hastings se fait gloire de sa façade sur la mer qui a plus de 3 kilomètres 1/2 de longueur et qui est en majeure partie protégée par des dunes de sable, en avant desquelles s'étend une ligne à peu près continue de maisons et d'hôtels bien abrités du nord. C'est là le secret de la renommée dont il jouit parmi les convalescents, les délicats ou les personnes âgées qui viennent y passer l'hiver. On trouve l'air le plus tonique à l'est, du côté de Saint-Leonards, et Hastings même est plus abrité et plus sédatif.

Si l'on compare Hastings avec les autres stations anglaises de la côte ou de l'intérieur, on voit que l'on y trouve de meilleurs terrains de sports ou d'agrément que partout ailleurs. Il y a en effet cinq larges espaces libres, dont deux de 28 et 16 hectares qui sont de véritables parcs, et dont les trois autres sont de vastes jardins. A proximité de la mer, ils sont tous ombragés et bien entretenus, et dans l'un d'eux se trouve une superbe collection de fleurs.

Une partie du grand parc est réservée aux jeux et aux fêtes et est très fréquentée, mais le reste est tout à fait champêtre. La plage attire tant de monde que ces jardins ne sont vraiment pas appréciés à leur juste valeur, et il y a même des visiteurs qui repartent sans savoir qu'il existe à Hastings de si beaux jardins.

L'établissement des bains de mer est bien installé, et l'on y trouve une piscine de natation de 60 mètres de long sur 15 de large, qui passe pour être la plus grande du monde entier. Dans le même bâtiment il y a des bains de vapeur, Turcs et Russes, ainsi que des bains médicamenteux (ozone iodé, soufre, eaux mères).

Une ligne circulaire de tramways, qui traverse le Parc de Hastings et qui va jusqu'aux collines du nord, permet de faire une promenade agréable et pittoresque.

En raison de l'égalité de son climat, Hastings est tout indiqué pour les personnes qui souffrent d'affections catarrhales de la gorge et des poumons ou de maladies chroniques du cœur et des reins. Nombre d'entre elles peuvent y hiverner au moins aussi bien que dans certaines stations de l'Europe méridionale. De même que dans les autres stations maritimes, les asthmatiques se trouvent admirablement de ce climat, ainsi que les anémiques et les débilités ou les convalescents de maladies aiguës ou d'opérations.

Cette région convient aussi fort bien comme résidence permanente pour les tuberculeux guéris, torpides ou chroniques, ainsi que pour les cas de tuberculose osseuse, articulaire, ganglionnaire, rénale ou autre.

Les autres affections qu'améliore l'air de Hastings sont la neurasthénie (surtout avec atonie) et l'insomnie ; souvent aussi le rhumatisme chronique et les névralgies rebelles s'en trouvent fort bien, d'autant plus que l'on trouve à Hastings toutes les ressources que l'on peut désirer pour le traitement par l'électricité.

Le climat de Hastings, notamment dans la partie élevée en arrière de la ville où se trouvent la plupart des écoles privées, convient admirablement aux enfants, surtout aux enfants asthmatiques, tuberculeux ou nerveux, car l'air est tonique sans cependant être trop excitant.

En résumé ce qu'il faut retenir surtout au sujet de cette région, c'est la proportion exceptionnelle de soleil que l'on y observe, l'absence de brouillards, le faible écart de la température journalière et la variété de son climat, tonique dans la région élevée, mais sédatif dans la vallée et au bord de la mer.

Hôtels : Palace Hotel ; Alexandra Hotel.

Bexhill-on-Sea. — *Caractères généraux*. — Cette station de la côte de Sussex, située à 100 kilomètres de Londres, regarde le plein midi

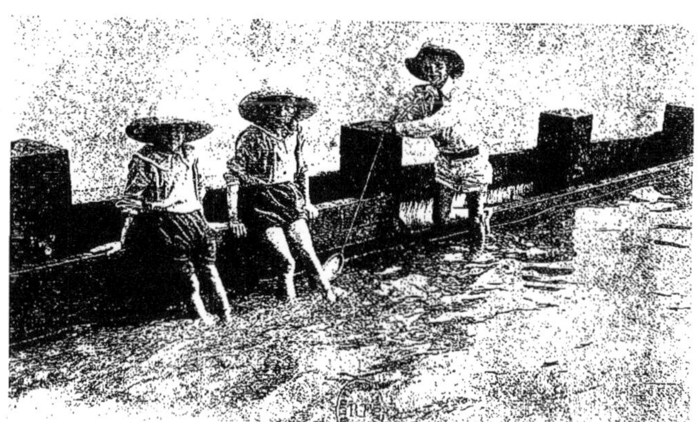

CHILDREN'S PLAYGROUND, BEXHILL.

et s'élève à une altitude maxima de 50 mètres. De création relativement récente, car elle a à peine atteint sa majorité, elle offre tous
les avantages d'une installation et d'une organisation modernes,
bien que depuis longtemps ce ne soit plus une vulgaire bourgade.

La plage est vaste et les enfants de tous les âges y prennent leurs
ébats, ainsi que sur les rochers au delà de la Parade De La Warr,
sur le Down et dans les jardins de sports. La campagne des environs de Bexhill est toute de bois et de pâturages, de sentiers ombragés, de falaises et de dunes. Si la ville est toute neuve, ses environs possèdent les antiques châteaux de Hurstmonceux et de
Pevensey, Battle Abbey, et l'on y voit toujours l'endroit où l'Ar-
mada fut anéantie.

CLIMAT. — D'une manière générale le climat est tonique et fortifiant, surtout pendant les premiers mois de l'année. Pendant
l'hiver la neige est rare, mais Bexhill est exposé comme toutes les
autres parties de la côte méridionale aux tempêtes qui y soufflent à
cette époque de l'année. Au printemps, il y a moins de vent, et en
général on y trouve de la chaleur et du soleil, et l'air y est tonique.
L'air est moins bienfaisant en été ; le soleil y brille alors toujours
et la chaleur est tempérée par des brises tonifiantes. Les trois der-
niers mois de l'année sont plus vivifiants, et le temps est clair avec
de très rares brumes.

De moindre étendue que Hastings, avec des rues plus larges et
moins abrité naturellement, Bexhill est moins bien protégé, en
sorte que, tout en convenant très bien pendant les mois froids aux
bien portants ou aux malades qui peuvent faire de l'exercice, il ne
convient nullement aux malades graves. Mais d'autre part, du fait
de cette exposition, c'est une station d'été à recommander à toutes
les catégories de malades comme aux personnes en bonne santé.

BAINS ET TRAITEMENTS DIVERS. — En outre des aménagements
pour les bains de mer que nous avons vus plus haut, on trouve
aussi diverses formes de bains médicamenteux : vapeur, air chaud,

iode, tanin, électricité, ainsi que des installations pour la haute fréquence, l'électricité statique, les rayons X, le radium, l'ionisation, le massage et le massage vibratoire.

Saison. — A Bexhill la meilleure saison est d'avril à décembre, et notamment pendant la période des vacances, de juilllet à septembre. Il y vient de nombreux Anglo-Indiens et des visiteurs du Continent, surtout de France. Comme nous l'avons déjà fait remarquer, les voyageurs des trains de plaisir n'envahissent jamais Bexhill. La ville est devenue un centre d'enseignement à la mode et possède un grand nombre d'écoles pour garçons et pour filles qui se trouvent admirablement de ce séjour.

Distractions. — Bexhill a eu la bonne fortune d'échapper à la plaie des villes d'eaux : les chanteurs nègres et les bateleurs. Mais on fait d'excellente musique au Kursaal, à la Pergola d'Egerton Park ou, s'il fait mauvais temps, au Pavillon. Un nouveau kiosque à musique avec terrasse couverte, la Colonnade, a été construit sur la Central Parade. Les représentations dramatiques et les concerts sont fréquents.

Hôtels : The Sackville ; Hotel Riposo (pour séjours de longue durée).

Eastbourne (52.000 hab.) est aussi une ville relativement récente. De toutes les grandes stations anglaises c'est de beaucoup la plus moderne. La ville a été construite d'après les idées modernes, et ce qui a le plus contribué à ce résultat c'est que presque tout le terrain sur lequel s'élève la ville appartient à deux propriétaires seulement; aussi, avec les nouveaux règlements sur les constructions, la ville a été aménagée avec des rues et des avenues de belle largeur, et l'on a partout tenu compte de l'hygiène et de l'esthétique.

Sur tout le territoire de la commune il n'y a que neuf habitants par 40 ares, ou, si l'on considère l'agglomération, 45 habitants par 40 ares. Un autre trait distinctif d'Eastbourne ce sont les milliers d'arbres que l'on y voit sur les avenues entretenues par la municipalité ou dans les jardins particuliers qui entourent les maisons.

L'exposition de la ville au sud-est et sa situation sur le versant est des South Downs lui donnent un climat fort tonique pour une ville de la côte sud. Et c'est précisément là ce qui en fait une station si utile pour les malades et notamment pour les convalescents et les surmenés, plutôt que pour les cas aigus, comme les tuberculeux aigus. Eastbourne ne convient probablement pas pour la tuberculose avancée ni pour aucune autre affection pulmonaire.

Les nombreuses écoles, dont les terrains de jeux ajoutent encore à l'étendue des espaces libres, sont le meilleur garant qu'Eastbourne est une ville des plus saines. Malgré le grand nombre des enfants de ces écoles, la mortalité zymotique n'y est que le tiers ou le quart de celle de l'Angleterre et du pays de Galles.

Hôtel : Grand Hotel.

VENTNOR ET L'ILE DE WIGHT

L'Ile de Wight est en général saine et possède plusieurs charmantes stations de repos, mais c'est surtout la région d'Undercliff qui offre des avantages spéciaux comme station d'hiver. Cette bande de terrain, dont la largeur varie d'un à deux kilomètres et qui s'incline vers la mer sur toute sa longueur, s'étend sur près de douze kilomètres le long de la côte méridionale de l'île. La falaise, « cliff », qui donne son nom à cette région, en forme la lisière septentrionale. et derrière elle s'élève la chaîne des Downs, dont les flancs sont fort escarpés, ce qui leur donne une apparence de grandes montagnes bien que leur altitude atteigne à peine 300 mètres. Cette chaîne des Downs abrite complètement la région d'Undercliff des vents du nord et du nord-est, si bien que l'on y trouve en janvier même des roses et des pensées, et que l'on peut presque toujours y cueillir des primevères avant Noël.

Près de l'extrémité est de l'Undercliff se trouve Ventnor, ville de près de 5.000 habitants, qui donne tout d'abord au visiteur une curieuse impression avec ses rues escarpées allant du nord au sud.

Bien abrité au nord, Ventnor est très exposé aux vents du sud-ouest qui y soufflent parfois en tempête pendant l'hiver ; mais en été les vents du sud-ouest ne sont que des brises qui tempèrent la chaleur et donnent à Ventnor une température bien moins élevée que celle de Londres.

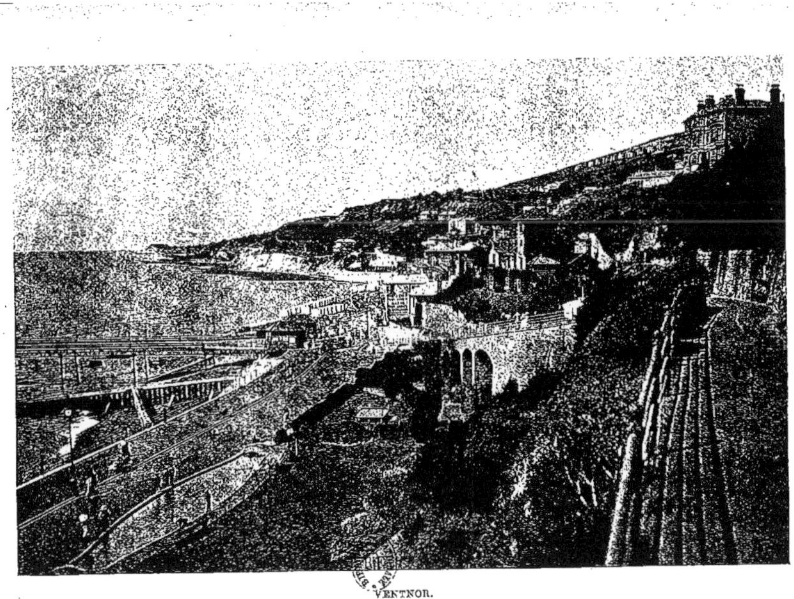

VENTNOR.

Mortalité et état sanitaire. — La mortalité à Ventnor est de 14,62 0/00. habitants et visiteurs. Pour les habitants seulement la mortalité est de 10,1 0/00, moyenne de cinq ans de 1906 à 1910. (Un visiteur est considéré comme habitant après douze mois de séjour). Pendant la même période la mortalité par tuberculose pulmonaire n'a été chez les habitants que de 1,04 0/00, c'est-à-dire de 0,18 moins élevée que dans le reste de l'Angleterre (1.22 0/00, chiffre officiel de la mortalité par tuberculose pulmonaire). Mais ici encore le taux de la mortalité à Ventnor s'élève du fait des visiteurs considérés comme habitants après douze mois de séjour.

Météorologie. — Les caractères essentiels du climat sont l'insolation très abondante, l'égalité de la température, l'absence de vents froids et la sécheresse du sol et de l'air.

L'insolation pendant les mois d'hiver est souvent supérieure à celle de toutes les autres stations anglaises. Pendant vingt années consécutives, de 1887 à 1907, la moyenne des heures de soleil vif. d'octobre à mars, a été de 514,3.

La moyenne d'écart journalier de température de toute l'année est de 6° (hiver : 4°5 ; été : 7°).

Les hivers sont chauds et les étés sont frais. La douceur de l'hiver est due à plusieurs causes, et notamment au Gulf Stream qui a une profonde influence sur la température de Ventnor, et à ce que la ville est absolument protégée contre les vents du nord. De plus les parois à pic des Downs emmagasinent les rayons solaires et en renvoient la chaleur à la ville ; ce phénomène se poursuit jour et nuit, assurant ainsi l'égalité de la température.

Pendant dix années (de 1902 à 1911) on n'a observé que cinq jours où le thermomètre ne soit pas monté au-dessus de zéro dans la journée.

Les étés sont frais à cause des brises du sud-ouest qui soufflent presque toujours et aussi parce que le soleil disparaît derrière les

Downs assez tôt dans la soirée. La plus grande partie de la ville est dans l'ombre vers six heures.

D'après ce qui précède on voit que le climat de Ventnor pendant l'hiver est doux et chaud. Il convient donc bien aux malades souffrant d'affections subaiguës et pour lesquels il faut recommander beaucoup de repos au grand air. L'abondance de soleil permet aux malades de passer cinq ou six heures dehors au milieu de l'hiver ; ils peuvent même rester plus longtemps au grand air, et au besoin dans leurs lits, car la plupart des bonnes maisons ont de larges balcons exposés au midi. Lorsque le temps est clair, ces balcons sont de véritables « nids à soleil », et il n'est pas rare de voir des malades qui se plaignent d'y avoir trop chaud alors que le thermomètre sur la façade opposée de la maison est aux environs de zéro.

Parmi les malades qui s'améliorent avec le repos au lit en plein air, il faut citer les malades qui souffrent d'anémie pernicieuse pendant les crises hémolytiques avec fièvre ; la maladie de Graves à la période aiguë ; la tuberculose de la hanche ou du genou à la période subaiguë, et les autres affections analogues pour lesquelles un grand repos est indiqué. Mais ce climat très doux donne peut-être son maximum d'effets bienfaisants dans les états neurasthéniques où l'insomnie et l'asthénie « irritable » prédominent ; le malade a besoin de repos, mais l'immobilité lui est insupportable du fait de l'agitation que provoque l'hypertonicité de ses muscles. En pareil cas les réflexes profonds sont très exagérés et le malade ne peut se résigner à rester étendu. Si on lui parle pendant qu'il est couché, il maintiendra probablement la tête relevée par un effort musculaire, tout en restant sur le dos, sans se rendre compte de la fatigue qu'il s'impose ainsi. A Ventnor il est facile à ces malades d'acquérir en plein air assez de relâchement musculaire pour pouvoir au bout de quelques jours rester paisiblement étendus et jouir du repos qui est si essentiel à cette période de leur maladie.

D'autre part, Ventnor est contre-indiqué pour la seconde partie du traitement, c'est-à-dire lorsqu'il faut arriver à remettre le malade en état de reprendre la lutte de la vie.

Ventnor est aussi une admirable station hivernale pour les malades qui ont des tendances aux bronchites et qui dans un climat moins doux seraient obligés de passer de longs mois d'hiver sans sortir de la maison ; chez ceux qui souffrent de bronchectasie la sécrétion des mucosités est le plus souvent arrêtée. Les formes légères de néphrites s'améliorent aussi à Ventnor. Tous ces malades bénéficient de la vie au grand air à Ventnor, et il y a bien peu de stations en Angleterre où l'on puisse suivre ce traitement aussi complètement et d'une façon aussi sûre.

De la liste des maladies ci-dessus il faut excepter les cas dans lesquels la dyspnée cardiaque joue un rôle marqué.

Enfin, il est bon de ne pas oublier que l'été est relativement frais à Ventnor et que par conséquent on peut en toute confiance recommander cette station si agréable pour l'été ; on s'y baigne et l'on y fait du canotage, et de plus les géologues, les botanistes et les artistes y trouvent de nombreux sujets d'intérêt.

Hôtel : Royal Marine Hotel.

BOURNEMOUTH

Bournemouth est une des plus importantes stations maritimes hivernales de la Grande-Bretagne. La première chose qui frappe en général l'arrivant, c'est le grand nombre d'arbres que l'on voit à Bournemouth (surtout des pins), ainsi que la quantité de jardins, non seulement publics, mais aussi privés dans lesquels s'élèvent les villas et les maisons particulières.

Bournemouth jouit d'une grande renommée pour la douceur de ses hivers en raison du calme de son air dans la partie centrale de la ville, ou Quartier de la Vallée, qui il y a une cinquantaine d'années formait presque la totalité de la ville. Au milieu de ce quartier se trouve un vaste jardin public très ombragé et exposé au midi, mais bien abrité sur les autres côtés. Même au cœur de l'hiver ce jardin est tout indiqué comme promenade pour les malades les plus délicats.

A l'est s'élève East Cliff, qui est peut-être le quartier le plus connu et le plus à la mode de Bournemouth. Ici aussi les arbres sont nombreux et assez épais pour bien abriter du vent sans cependant exclure le soleil. Le climat ici est encore doux, mais non sans des propriétés toniques.

Le West Cliff, de l'autre côté de la vallée, est plus élevé, plus ouvert et plus exposé. C'est là qu'est situé le nouveau Bournemouth. Ce quartier est encore boisé, mais nettement plus aéré et plus ensoieillé que les deux autres. Relativement et absolument on peut le qualifier de tonique.

En face, à l'extrémité est de la ville, se trouve Boscombe, dont l'air est beaucoup plus sec et plus tonique que celui des autres quartiers.

Toute la région de Bournemouth et de ses environs a un sol très perméable, constitué en majeure partie de gravier superposé à une épaisse couche de sable.

Les indications thérapeutiques de Bournemouth sont : Appareil respiratoire : tuberculose localisée au premier degré ; phtisie stationnaire ; phtisie avec catarrhe bronchique ; bronchite chronique. Reins : albuminurie chronique et lithiase. Appareil digestif ; catarrhe gastrique chronique avec débilité marquée. Système nerveux : tous les états « irritables », et surtout la neurasthénie et l'insomnie. Enfin les convalescents de maladies aiguës, les délicats et surtout les vieillards s'y trouvent fort bien.

Contre-indications. — Tous les états, morbides ou non, dans lesquels le sujet risque de se sentir « déprimé » s'il n'est pas stimulé par un air nettement froid et vif.

Quant aux distractions en plein air, un pays d'une singulière beauté convie de toutes parts aux excursions, et les promenades en automobile dans la New-Forest sont parmi les plus belles. Pendant l'été des steamers assurent le service de plusieurs villes sur la côte anglaise et française. Comme partout il y a des golf courses et des tennis. Toute l'année lorsque le temps le permet l'un des meilleurs orchestres d'Angleterre joue dans les jardins d'hiver.

On trouve aussi à Bournemouth un théâtre, un hippodrome, et plusieurs salles de conférences. Comme logements on a tous les intermédiaires entre les hôtels de luxe ou les maisons meublées de premier ordre et les chambres garnies, pensions ou petites villas.

Nombre d'Anglais et même maintenant de familles étrangères

passent l'hiver à Bournemouth où les attirent la tranquillité du lieu, sa propreté immaculée et son agréable climat.

Des observations météorologiques sont maintenant faites à Bournemouth et les chiffres officiels suivants sont intéressants : Insolation annuelle moyenne (13 années) : 1667, 5 heures ; en 1911 qui fut une année très ensoleillée, 2.147 heures. Moyenne annuelle des pluies : 78 centimètres 8. Température mensuelle moyenne (20 années) : janvier, 5° ; février, 5° 5 ; mars, 6° 5 ; avril, 8° 5 ; mai, 12° ; juin, 15° ; juillet, 16° 5 ; août, 16° 5 : septembre, 15° ; octobre, 11°5 ; novembre, 8° 5 ; décembre, 6° 5.

Hôtels. — Royal Bath Hotel ; Chine Hotel (à Boscombe) ; Hotel Mont Dore ; Hotel Métropole.

COTES DE SOMERSET, DE DORSET, DE DEVON ET DE
CORNOUAILLES, ET PLATEAUX DE DARTMOOR ET
D'EXMOOR.

Climat. — Les comtés de Somerset, de Dorset, de Devon et de
Cornouailles forment au sud-ouest de la Grande-Bretagne une sorte
de péninsule qui s'avance plus loin à l'ouest qu'aucune autre partie
de l'Angleterre et du Pays de Galles, et plus loin au sud qu'aucune
autre partie des Iles Britanniques, excepté les Iles Scillies qui,
d'ailleurs, font partie de cette péninsule. Entourées par une vaste
étendue de mer et caressées par le Gulf Stream, ces côtes se distin-
guent par l'égalité de la température, la chaleur relative des hivers,
la fraîcheur des étés, et des variations journalières de température
peu sensibles. La Cornouailles est à peu près la région de l'Angleterre où le climat est le plus égal, et les Scillies offrent probablement le climat le plus égal de toute l'Europe. Un autre trait caractéristique est l'insolation ; les côtes de Cornouailles, de Devon et
de Dorset reçoivent plus de soleil qu'aucune autre côte du Royaume
Uni.

Avantages. — Toute cette côte jouit des avantages suivants :

Elle est très saine, la mortalité générale y est peu élevée, ainsi
que la mortalité infantile.

Les exemples de longévité y sont nombreux, sans doute du fait
de l'égalité du climat qui diminue les risques pour les personnes
âgées.

Les maladies scrofuleuses sont relativement rares ; il est intéres-

sant de noter à ce propos que le bétail du Devon est rarement tuberculeux, en partie sans doute parce que la douceur de l'hiver lui
permet d'être aux champs d'un bout à l'autre de l'année.

Enfin, c'est un pays des plus intéressants et fort beau.

DIVISIONS NATURELLES.

1° *La côte de Somerset au nord d'Exmoor* est un promontoire peu
élevé au-dessus de la mer, à l'exception des hauteurs sur lesquelles
Clevedon et Weston-super-Mare sont bâtis. Son climat est assez tonique et convient pour des séjours d'été et d'automne.

2° *Exmoor* à proprement parler est cette lande sauvage du West
Somerset et du North-East Devon qui s'étend le long des crêtes de
la chaîne de hautes collines qui bordent le canal de Bristol. Cette
lande s'étend sur des kilomètres de plateaux couverts de maigre
gazon et de broussailles et coupés par endroits de vallées profondes
au fond desquelles courent des torrents rapides.

Mais au point de vue climatologique il est bon de considérer cette
chaîne dans son ensemble, car géographiquement et géologique-
ment elle forme un tout indivisible. C'est un ovale d'une centaine
de kilomètres sur une vingtaine et dirigé de l'est à l'ouest, d'une
altitude moyenne de plus de 150 mètres dont le point culminant est
à Dunkery Beacon au-dessus de Portlock, à 500 mètres environ.
C'est une région de collines escarpées et de torrents rapides, de plateaux découverts et de vallées magnifiquement boisées, de schiste
et de grès (dans le Devon). Les pluies sont modérées sur la côte,
mais très abondantes dans la partie élevée (160 centimètres à Chal-
lacombe, 1901-1904). Le sol sèche rapidement, le soleil est abon-
dant, l'air est vif, mais dans les endroits abrités qui sont fort nombreux il est chaud et égal. En été les hauts plateaux ont un climat
vivifiant, mais en hiver leur climat est glacial, brumeux, et le vent
y souffle en tempête.

Dans les portions exposées aux tempêtes de l'ouest et du sud-ouest la phtisie est plus fréquente que dans les portions plus abritées. Sur la côte nord on rencontre fort peu de tuberculeux.

3° *La côte nord-ouest de Devon* peut être considérée comme intermédiaire entre la côte d'Exmoor et celle de la Cornouailles du nord.

4° *La côte nord de Cornouailles* est peut-être la région la plus favorisée de tout ce district. Le climat y est chaud et assez égal, très égal même à Newquay, avec des pluies abondantes, mais un sol qui sèche rapidement, une forte proportion d'humidité, beaucoup de soleil et un air vif. Les hauteurs sont arides et battues des vents, mais les parties basses sont boisées et abritées. L'anémie est rare parmi les indigènes, et les anémiques se rétablissent rapidement ; mais le rhumatisme et la névralgie y sont fréquents et ne s'y améliorent pas.

5° *Les Scillies* sont la région dont le climat est le plus chaud et le plus égal. Les pluies y sont modérées et le sol sèche rapidement, mais il y a beaucoup d'humidité. L'insolation est abondante ; l'air est peu tonique, et il y a beaucoup de vent et même des tempêtes. Les hauteurs sont nues, arides et très exposées, mais dans les endroits abrités la végétation est luxuriante et quasi tropicale. Le climat est utile pour les déprimés par surmenage, les scrofuleux et les enfants rachitiques et délicats ; la plage offre aux enfants un admirable terrain de jeux. Mais les cas d'anémie sérieuse sont communs.

6° *La côte sud de Cornouailles* présente un contraste très marqué avec la côte nord. Le climat est moins tonique, plus chaud et en général plus égal. Les pluies sont plus abondantes et bien que le sol sèche rapidement l'humidité est considérable ; il y a beaucoup de soleil. La végétation est rare sur les hauteurs, mais luxuriante dans les vallées. Ce climat est particulièrement bienfaisant dans les affections inflammatoires du larynx et des bronches sans catarrhe. Mais il est contre-indiqué pour les rhumatismes et les névralgies.

7° *La côte sud-ouest de Devon* n'est pas tonique et son climat est chaud, humide, égal, avec des pluies abondantes et sans abri contre les bourrasques du sud-ouest.

8° *Dartmoor* est un plateau granitique, situé presque exactement au centre du South Devon, et où le gazon, les broussailles et les tourbières abondent. Ce plateau a environ 40 kilomètres sur 25, et ses rebords s'élèvent brusquement jusqu'à une altitude de plus de 300 mètres, le point le plus élevé dépassant 600 mètres. C'est une étendue de terrain désolée, ondulée et non sans quelque charme à certaines époques de l'année. Par endroits s'élèvent des « tors », masses de granit qui couronnent les hauteurs, et l'on y voit de nombreuses rivières dont les vallées sont fort belles ; la plus remarquable est la vallée du Dart.

Plusieurs localités de cette région forment en été d'agréables centres de vacances, plus frais que la contrée environnante et avec un air vivifiant et de beaux points de vue. Nulle partie de l'Angleterre n'offre de si beaux restes de l'époque néolithique et ce sont là autant de buts d'agréables excursions. Les rivières sont fort poissonneuses. Mais en hiver ce pays ne saurait convenir aux malades, excepté les endroits abrités comme Belstone et Chagford où les tuberculeux se trouvent bien toute l'année. Il faut donc établir une distinction bien nette entre ces localités abritées et les hauts plateaux battus des vents.

Il est rare que la phtisie se développe spontanément dans le Dartmoor, mais les cas qui s'y produisent parfois s'accompagnent en général, d'hémoptisies ; les malades que l'on envoie sur la hauteur en juillet et en août s'améliorent si le temps est beau et sec, sinon ils ne font qu'empirer. On dit que l'on obtient des résultats remarquables chez les scrofuleux de la prison de Dartmoor. La pleurésie et la pneumonie sont fréquentes. La néphrite est rare. L'insomnie est améliorée et l'anémie s'amende par le beau temps. Les affections pour lesquelles la hauteur est contre-indiquée sont :

la bronchite, l'asthme, la pleurésie, la tuberculose pulmonaire (excepté l'été lorsque le temps est beau), toutes les affections rénales et cardiaques, le rhumatisme, l'arthrite rhumatismale, la goutte et la névralgie.

Chagford est situé sur le flanc nord-est du plateau à 150 mètres d'altitude et bien abrité des bourrasques de l'ouest. C'est une excellente station d'été. Les enfants s'y trouvent bien et les anémiques et les insomniques s'y améliorent. La phtisie y est peu fréquente, sa marche est lente et les tuberculeux s'y font très grand bien en été comme en hiver.

9° *La côte sud-est de Devon* présente un climat remarquable, car elle est abritée à l'ouest par le Dartmoor et ses contreforts, à l'est par les collines de Blackdown et au nord par le plateau de Mid-Devon. Le sol est sec, les pluies assez peu abondantes, les tempêtes peu fréquentes, l'insolation copieuse, l'humidité modérée et l'air chaud et égal. Les collines sont moins arides que celles des districts plus exposés, les vallées sont souvent larges et bien boisées, et le pays est, en général, uni. Les principales stations sont Torquay, Exmouth, Sidmouth, Seaton et Lyme Regis. (Cette dernière est, en réalité, dans le Dorset, mais au point de vue du climat elle doit figurer parmi les précédentes).

Aux avantages communs à toute cette région s'ajoutent les suivants : rareté relative du rhumatisme aigu ; action bienfaisante sur les maladies de cœur et, dans quelques-unes de ces stations, sur le rhumatisme chronique, l'asthme et la phtisie ; rareté relative de la bronchite et de l'emphysème et amélioration marquée chez les malades qui viennent y soigner leurs bronchites ; rareté relative des néphrites aiguës et amélioration chez les malades qui viennent y soigner des néphrites chroniques ; de même pour l'insomnie.

Les médecins qui ont observé la marche des lésions cardiaques valvulaires ou autres dans cette région, sont unanimes à se louer des résultats obtenus.

La rareté du rhumatisme aigu diminue les risques de lésions valvulaires plus graves, et de plus la rareté des bronchites et de l'emphysème aide à maintenir la liberté de la circulation pulmonaire et par ainsi à prévenir une cause manifeste d'œdème généralisé. La chaleur et l'égalité du climat protègent les reins contre les maladies secondaires ou intercurrentes, et par conséquent déchargent le cœur du fardeau supplémentaire d'une tension artérielle élevée. Enfin, dans la plupart de ces stations les promenades de toutes sortes sont d'un accès facile et les malades peuvent aisément faire de l'exercice méthodique ; sans compter la situation abritée des vents, l'assèchement rapide du sol et la rareté des pluies persistantes qui sont autant d'avantages appréciables. Les bains de Sidmouth sont aménagés pour le « traitement de Nauheim » et l'on y observe de bons résultats.

Les cas de rhumatisme grave où le malade est immobilisé, comme c'est si souvent le cas à Londres, semblent certes moins fréquents dans cette partie du Devonshire. Exmouth cependant ne convient pas à ces malades.

La phtisie s'y améliore manifestement, et dans certaines stations judicieusement choisies qui doivent leur ancienne renommée à cette particularité on arrive même à l'arrêter. Mais il y a à cela une condition essentielle, c'est que les malades ne doivent pas être envoyés au voisinage immédiat de la mer, mais qu'ils doivent se cantonner dans les endroits abrités, comme c'était l'habitude à l'époque où cette région a acquis sa réputation de guérir les tuberculeux. Il y a bon nombre d'années que l'attention du monde médical fut attirée par le Dr Ransome et d'autres sur le danger qu'il y avait à envoyer les tuberculeux trop près du bord de la mer, et il est extraordinaire de voir à quel point les médecins ont négligé ces conseils.

10° *La côte de Dorset*, excepté à Weymouth et à Swanage, a été peu utilisée jusqu'à présent pour les malades.

En résumé toute cette région offre une gamme de climats fort

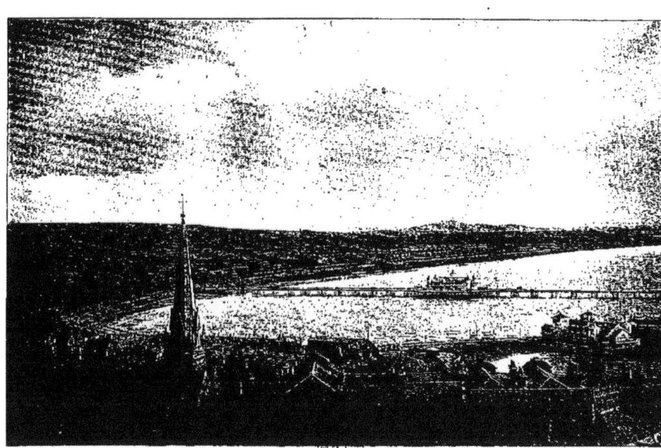

Photo: T. Ernest Macfarlane, Weston-Super-Mare.]

WESTON-SUPER-MARE.

utiles et est partout fort saine. Bien que les qualités du climat n'y soient nulle part aussi toniques que sur la côte est de l'Angleterre l'air est très tonique sur la côte nord de Cornouailles et assez tonique sur les côtes du Devon du nord, de Somerset et de Dorset. D'autre part la Cornouailles du sud a un climat nettement relâchant et l'on ne peut considérer le Devon du sud comme tonique. Cependant la Cornouailles du sud, du fait de son climat humide, sédatif et égal, est des plus utiles dans les cas de bronchite chronique sèche, surtout dans les localités abritées comme Falmouth ; il en est de même pour le Devon du sud-est. La Cornouailles du sud et tout le Devon sont à recommander pour l'insomnie. Pour ses qualités d'abri excellent, de pluies modérées, de sol perméable, d'égalité de climat et d'insolation, la côte sud-est du Devon est tout spécialement recommandable pour les cardiaques chroniques, les albuminuriques chroniques et (dans les localités protégées contre les bourrasques de l'ouest) pour les tuberculeux. Toute la Cornouailles cependant est contre-indiquée chez les rhumatisants, sans doute à cause de ses pluies abondantes et de son humidité ; il en est de même de toute la côte nord de Devon. L'asthme s'améliore nettement dans certaines stations que nous verrons plus loin.

Clevedon est une petite ville ensoleillée qui s'élève sur une éminence calcaire de la côte de Somerset et qui domine la Severn et les collines du Pays de Galles. Elle est ornée de nombreux arbres et possède un climat doux et reposant.

Weston-super-Mare est situé sur le flanc méridional d'une colline boisée qui l'abrite des vents du nord, et d'où la vue s'étend jusqu'à l'Atlantique. C'est une station si fréquentée que sa population double en été (24.000 hab.), et si saine qu'on y a créé de nombreuses écoles ainsi que le sanatorium « Royal West of England », qui reçoit 3.000 malades par an.

La moyenne des pluies est de 74 centimètres (1901-1910). Il y a environ 160 jours de pluie par an, et les pluies durant toute la journée sont rares. Le sol sèche rapidement. L'hygromètre ne marque que 78 0/0. Moyenne de soleil, 1.577 heures. Le brouillard, la neige et les fortes gelées sont peu fréquentes. Le vent souffle surtout au printemps, mais le climat est généralement doux, sec et égal. L'écart journalier de température est de 6° 1/2 ; les moyennes de température sont : janvier, 5° ; février, 4°5 ; mars, 6°5 ; avril, 8°5 ; mai, 12° ; juin, 14°5 ; juillet, 17° ; août, 16°5 ; septembre, 14°5 ; octobre, 11°5 ; novembre, 7°5 ; décembre, 6°.

La mortalité n'est que de 12,79 0/00, et la mortalité zymotique de 0,58 ; 33 0/0 des décès surviennent vers 70 ans et au-dessus. On peut recommander Weston aux enfants délicats, surtout à ceux qui reviennent des Indes, aux anémiques et aux scrofuleux ; aux convalescents et aux neurasthéniques, aux nerveux et aux malades souffrant de bronchite chronique et d'albuminurie chronique. Weston est contre-indiqué dans les cas de phtisie aiguë et avec hémoptisies.

On trouve à Weston un beau boulevard de plus de deux kilomètres et demi de longueur, de belles jetées et de jolis endroits boisés. La plage y est superbe et les amateurs de sports ont un golf excellent, des tennis, des jeux de boules, du tir à l'arc et du croquet. Bonne musique, charmantes excursions, et en été croisières en mer complètent la liste des distractions.

Hôtel : Royal Hotel.

Minehead est situé en majeure partie en terrain plat au-dessous des pentes nord-est d'Exmoor, bien abrité au sud-ouest, à l'ouest et au nord-ouest, mais exposé au nord-est. Son climat mérite d'être plus apprécié qu'il ne l'a été jusqu'ici. La moyenne des pluies est de 91 centimètres et le sol sèche rapidement.

La neurasthénie, l'insomnie, les maladies de cœur (surtout avec agitation et irritabilité), la bronchite et l'asthme s'y améliorent.

La phtisie au début s'y amende et cette région en est remarquablement indemme.

Les environs sont fort beaux. Minehead est le rendez-vous favori des membres de la société de chasse à courre d'Exmoor.

Lynton et *Lynmouth* forment à eux deux un des plus jolis coins d'Angleterre. Tous deux sont exposés au nord et au nord-est, mais sont abrités par ailleurs. Leur climat est cependant chaud et égal. En été Lynton est frais et assez tonique ; le sol est sec ; la moyenne des pluies est de 109 centimètres et l'insolation est abondante. La phtisie et les autres affections tuberculeuses sont peu communes. Ce climat ne convient pas à la phtisie avancée, à la bronchite, à l'asthme, aux maladies de cœur et au rhumatisme. On peut faire dans les environs de belles promenades en voiture du côté d'Exmoor ainsi que des croisières le long de la côte.

Hotels : A Lynton : Valley of Rocks Hotel ; A Lynmouth : Tors Hotel ; Bevan's Lyn Valley Hotel. Hôtel et Pension des Bains (Bath Hotel and Boarding Establishment).

Ilfracombe, la grande station climatique du Devon du nord, est abrité au pied de collines escarpées qui forment les dernières ramifications d'Exmoor à l'ouest, et dans un repli de la côte. Il est donc abrité à l'ouest, mais non au nord. Cependant, malgré cette exposition au nord qui en fait une station tonique, il n'y fait nullement froid, et même en hiver c'est un des climats les plus égaux d'Angleterre.

Ilfracombe est une excellente station pour toutes les affections respiratoires (excepté la phtisie), la scrofule, les convalescents de maladies aiguës (surtout ceux qui ont des antécédents tuberculeux), et les vieillards. Les contre-indications sont : la phtisie, les affections cardiaques avancées, les néphrites, l'anémie, les névroses, le rhumatisme et la goutte.

Les environs sont très beaux et l'on peut y faire de charmantes promenades à pied ou en voiture.

Hotels : Ilfracombe Hotel ; Cliffe Hydro Hotel.

Newquay est une station qui tend à se développer rapidement et qui jouit du climat le plus égal de la côte de la Cornouailles du nord avec une vue splendide sur la mer, un air admirablement tonique et des kilomètres de belle plage sablonneuse pour les bains.

Les vents y sont fréquents, mais il y fait chaud ; il y a à proximité des promenades abritées, et l'on a aménagé de nombreux abris confortables.

La mortalité par tuberculose chez les femmes n'est que de 0,50 0/00.

On peut recommander Newquay toute l'année pour la phtisie au début, l'asthme, la scrofule, la neurasthénie, les bien portants de tout âge et les personnes qui reviennent des climats tropicaux. Contre-indications : phtisie grave, bronchite, rhumatismes et affections cardiaques.

Hôtels : Headland Hotel ; Victoria Hotel.

Penzance est la station d'hiver la plus chaude d'Angleterre. La température moyenne des trois mois d'hiver est de 5°5, et la moyenne des plus basses températures est de 4°5 ; moyenne des pluies, 109 centimètres ; jours de pluie, 210 ; insolation abondante ; le sol sèche rapidement.

Les indications et les contre-indications de Penzance sont à peu près les mêmes que celles de Falmouth.

Falmouth domine un des plus beaux ports d'Angleterre, sur les deux faces d'une péninsule et regardant le nord-est et le sud-ouest. C'est le quartier du sud-ouest qui est surtout habité par les étrangers. Une superbe promenade de cinq kilomètres de longueur le long de la falaise, bien plane et exposée au midi, offre aux visiteurs sa chaleur et son abri lorsque soufflent les vents froids du nord. La côte avoisinante est extrêmement pittoresque.

Moyenne des pluies (1901-1910) 110 centimètres ; jours de pluie,

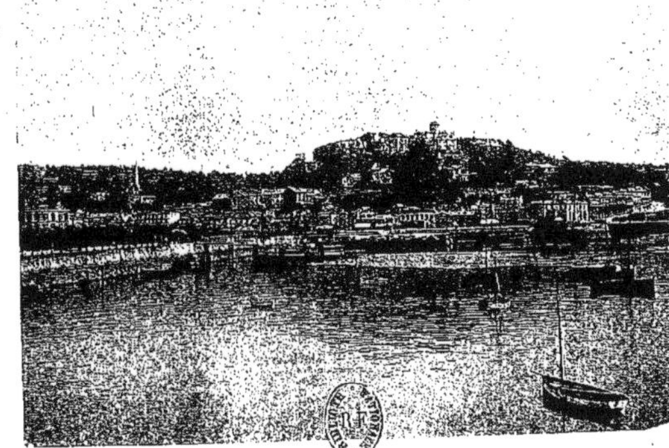

TORQUAY.

212 ; la pluie tombe surtout pendant la nuit et le sol sèche rapidement : humidité, 81,8 ; insolation, 1.743, heures. Moyennes de température par mois : janvier, 7° ; février, 6°5 ; mars, 7° ; avril, 8°5 ; mai, 11°5 ; juin, 13°5 ; juillet, 15° ; août, 16° ; septembre, 14° ; octobre, 12° ; novembre, 9° ; décembre, 7°5. Ecart journalier moyen, 4°5 seulement. Le climat est chaud, très égal, mais non tonique.

On peut le recommander en toute confiance pour la bronchite chronique qui s'y rétablit admirablement. Les laryngites et bronchites sèches y sont nettement améliorées. Les vieillards et les enfants s'en trouvent également bien ; la moitié des décès surviennent à l'âge de 65 ans et au-dessus. Les autres affections justiciables de ce climat sont l'albuminurie chronique, les affections cardiaques, l'insomnie, la scrofule et quelques formes de tuberculose chronique. Contre-indications : rhumatisme chronique.

Hôtel. — Falmouth Hotel.

Torquay est une des plus célèbres et peut-être la plus belle des stations maritimes anglaises. Magnifiquement situé au nord de la Torbay, orienté au sud-ouest et environné de collines boisées vers lesquelles s'étendent ses belles villas et ses jardins, Torquay jouit d'un climat ensoleillé et est presque partout très bien abrité. Ces qualités jointes aux avantages d'un terrain sec, des pluies modérées, de la douceur des hivers et d'un climat égal, font de Torquay une station de grande valeur. Et ce climat est aussi très varié, plutôt sédatif sur la côte méridionale où les palmiers et les aloès bordent les chemins de la falaise, mais plus frais et plus tonique sur les hauteurs du côté de Babbacombe.

Le sol sèche remarquablement vite ; les pluies sont modérées (81 centimètres en 176 jours, moyennes de 1901 à 1910) : les pluies durant toute la journée sont rares et l'humidité est extrêmement modérée, 79. Le brouillard, la neige et les gelées y sont rares et de courte durée. L'insolation annuelle moyenne est de 1.798 heures (automne et hiver, 557 heures). La température annuelle moyenne est : maxima, 13°5 ; minima, 7°5 ; moyenne d'écart journalier, 6°. Moyennes mensuelles : janvier, 5°5 ; février, 6° ; mars, 6°5 ; avril, 9°5 ; mai, 12° ; juin, 15° ; juillet, 17° ; août, 16°5 ; septembre, 15° ; octobre 11°5 ; novembre, 9° ; décembre, 7° ; ce qui montre que, bien que l'hiver soit de deux degrés environ plus chaud qu'à Londres en janvier, l'été y est aussi plus frais de deux degrés environ.

La ville est très saine ; pendant les dix dernières années la mortalité a été en moyenne de 14,2 0/00, et la mortalité zymotique 0,6 0/00.

Peut-être ce qu'il y a de plus remarquable dans ce climat c'est la façon dont il contribue à prolonger la vie, en réduisant les dégénérescences qui surviennent avec l'âge et en rendant plus supportables les maladies prolongées. 25 0/0 de tous les décès surviennent à 75 ans et au-dessus. Les dégénérescences artérielles sont arrêtées dans leur marche et très ralenties lorsqu'elles sont confirmées. Les malades porteurs d'affections chroniques du cœur se trouvent fort bien de Torquay, malgré le terrain accidenté. Les affections chroniques des reins sont également améliorées et les lésions vasculaires de ces affections rétrogradent lentement. Les bronchites chroniques des personnes âgées trouvent presque toujours du soulagement et les périodes de rémission deviennent plus longues, surtout chez les personnes qui souffrent de bronchites et de laryngites sèches. Les asthmatiques sont, en général, fort soulagés et voient même disparaître complètement leurs crises. Le climat égal et la vie tranquille de Torquay semblent être des plus bienfaisants pour certains neurasthéniques. La scrofule est presque inconnue chez les gens du pays. Le rhumastisme aigu et la pneumonie primaire aiguë des adultes sont fort rares.

Enfin il ne faut pas oublier de noter que la phtisie au début avec symptômes sub-aigus se trouve fort bien du climat de Torquay. Il est préférable pour ces malades de se loger dans la vieille ville, sur terrain calcaire ou aux « Lincombe Grits », que dans les faubourgs, et pour être plus confortables et réduire les risques d'hémoptisies ils devront choisir une maison à une altitude moyenne plutôt que sur le haut de la colline.

Un établissement très complet d'hydrothérapie va s'ouvrir prochainement.

Comme distractions on trouve à Torquay golf, tennis, canotage, pêche en mer, plage de bains très sûre, excellents concerts tous les jours au « Pavilion », splendide édifice bâti sur le modèle des casinos du Continent, théâtre, patinage à roulettes, et de charmantes excursions dans les environs ; en été on peut faire des promenades en bateau à vapeur ; l'escadre vient souvent à Torquay.

Hôtels. — Imperial Hotel ; Osborne Hotel : Grand Hotel ; Hotel Victoria et Albert.

Exmouth occupe une belle situation sur la côte est de l'estuaire de l'Exe. La plus grande partie de la ville s'élève sur une colline exposée au sud-ouest, et commande la vue de la côte et de l'estuaire. Une digue suit le bord de la mer sur une longueur de près de trois kilomètres.

Exmouth est un excellent endroit pour les enfants, les personnes âgées ou celles qui reviennent des tropiques ; on peut le conseiller aussi pour la bronchite chronique, l'asthme (hauts quartiers de la ville), l'albuminurie chronique, les affections cardiaques, l'anémie, l'insomnie, la neurasthénie et les convalescences de maladies aiguës. Les enfants scrofuleux s'en trouvent admirablement. La tuberculose au début s'améliore pendant l'été, mais au printemps et en automne on risque de voir survenir des hémoptisies.

Mais ce climat n'est pas assez tonique pour les adultes bien portants ; il ne convient pas aux vieux tuberculeux ou à ceux qui sont menacés d'hémoptisies. De même pour l'arthrite rhumatismale et pour le rhumatisme musculaire.

Il y a une bonne plage de bains, un golf et des tennis ; en été on peut faire des croisières en mer et de charmantes promenades en voiture.

Hôtels. — Imperial Hotel ; Royal Beacon Hotel.

Sidmouth est situé dans une superbe vallée très boisée et exposée au midi. Des collines escarpées de 150 mètres de hauteur l'entourent au nord, à l'est et à l'ouest, et en font une des villes d'Angleterre les mieux protégées contre les vents. Cette ville a un charme vieillot et une tranquillité que les grands hôtels modernes n'ont pas diminué.

Le sol est sec ; moyenne des pluies (1901-1910) 79 cm. 5 ; journées de pluie, 193 ; humidité, 82,8 ; températures moyennes : maxima, 13° ; minima, 6°5 : moyennes mensuelles : janvier, 5°5 ; février, 5° ; mars, 6°5 ; avril, 8° ; mai, 11° ; juin, 13°5 ; juillet, 16° ; août 15°5 ; septembre, 13°5 ; octobre, 10°5 ; novembre, 7°5 ; décembre, 6°. Ecart journalier moyen, 6°5. L'égalité est donc remarquable. Insolation annuelle moyenne, 1.711 heures ; automne et hiver, 528 heures.

La mortalité générale est de 11,6 0/00, visiteurs non compris ; la mortalité zymotique est de 0,39 0/00. On rencontre beaucoup de personnes âgées, et les gens ayant dépassé 80 ans, de sexe et de conditions diverses, sont généralement dispos et actifs ; un des habitants est mort récemment à 105 ans. La phtisie et les autres manifestations de la tuberculose sont excessivement rares.

On peut en toute sécurité conseiller Sidmouth aux vieillards, aux malades souffrant de bronchite chronique, d'asthme, de néphrite chronique, d'affections cardiaques chroniques, d'artério-sclérose, de névrite, de neurasthénie et d'insomnie, ou aux convalescents et aux personnes qui reviennent des pays chauds. Les malades, et surtout les enfants, en convalescence d'affections pulmonaires, s'en

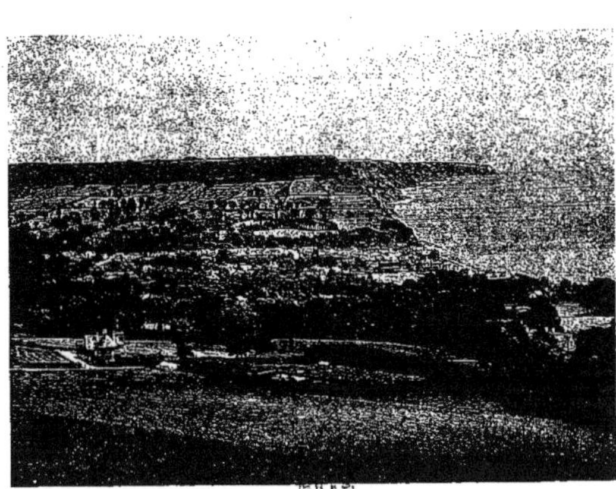

Photo by G. T. Harris, Sidmouth.]

SIDMOUTH FROM PEAK HILL.

trouvent remarquablement. Sidmouth est souvent utile pour les tuberculeux, mais il est préférable de ne pas y envoyer les bacillaires au début, excepté les hémoptisiques qu'il faut placer à l'abri et non au bord de la mer. Les vieux tuberculeux ont des chances d'y vivre longtemps et parfois s'y guérissent d'une façon surprenante.

BAINS. — L'établissement de bains est admirablement aménagé pour les applications d'eau de mer à n'importe quelle température ou dilution ; les meilleurs résultats sont ceux que l'on obtient dans les cas d'arthrites chroniques, de sciatique et de rhumatisme musculaire avec la douche-massage d'Aix. Le traitement de Nauheim y est aussi appliqué avec de l'eau de mer.

Les adultes jeunes et vigoureux, cependant, ne trouvent pas ce climat tonique ; en juillet et en août les malades du cœur et des poumons risquent de se mal trouver, et il en est de même pour les personnes atteintes de goutte aiguë ou d'arthrite rhumatismale.

Les environs sont charmants et l'on peut en toute sécurité se baigner ou se livrer au canotage ou à la pêche en mer.

Hôtels. — Victoria Hotel ; Fortfield Hotel.

Seaton est peut-être la station la plus tonique de toute la côte sud de Devon et est indiqué pour les convalescents. Seaton est exposé au sud et au sud-est, mais en grande partie abrité au sud-ouest et au nord-est. Un kilomètre environ d'esplanade est bien abrité au nord. La mortalité par tuberculose pulmonaire est de 0,7 seulement 0/00.

Hôtels. — Beach Hotel ; Royal Clarence Hotel.

Weymouth, au bord d'une jolie baie, exposé à l'est, entre les Downs et « l'Ile de Portland », est une station d'été très fréquentée, saine et ensoleillée, remarquablement sèche et fraîche en été et avec une plage excellente.

La phtisie au début (de mai à septembre), la neurasthénie, l'insomnie, les affections cardiaques et l'albuminurie chronique s'en trouvent remarquablement bien ; mais Weymouth est contre-indiqué pour le rhumatisme chronique, la bronchite et l'asthme.

Les distractions sont le golf, le canotage à voile, la pêche en mer, le cricket, le tennis, un bon théâtre et un skating-rink.

Hôtels. — Hotel Burdon ; Victoria Hotel ; Royal Hotel ; Gloucester Hotel.

RÉSUMÉ DES INDICATIONS

Bacillose. — Dans toute cette région on trouve : 1° des stations abritées contre les pluies et les vents du sud-ouest, de l'ouest et du nord-ouest; 2° une moyenne de pluies et d'humidité peu élevée; 3° un sol qui sèche rapidement; et 4° la possibilité de se loger à distance du bord de la mer, en sorte que les bacillaires à même de voyager ont certaines chances de s'améliorer.

Bronchites. — Pour les bronchites chroniques, y compris les formes sèches, le climat chaud, humide et égal de la Cornouailles du sud jouit d'une réputation méritée, en ce qui concerne les stations abritées. Falmouth, par exemple, est sans égal. En Devonshire, Torquay et Sidmouth sont également recommandables ; et de fait la plupart des malades se trouvent bien d'un séjour dans n'importe laquelle des stations abritées de la côte sud-est du Devon.

Asthme. — Bien qu'il soit évidemment impossible de poser des indications à coup sûr, on peut dire que l'asthme s'améliore souvent à Torquay, à Paignton, sur les hauteurs d'Exmouth, à Budleigh Salterton, à Lyme Regis et à Newquay.

Quant aux affections cardiaques nous avons donné les indications nécessaires à propos des stations de la région sud-est de Devon.

Pour l'albuminurie chronique cette région est aussi indiquée.

L'insomnie s'amende dans la plupart des stations que nous

venons de passer en revue, mais peut-être surtout dans celles de la côte sud.

Les neurasthéniques et les convalescents se rétablissent assez rapidement à Norquay, à Weston, à Weymouth, à Minehead et à Swanage, ainsi que sur les hauteurs en été. Certains malades qui souffrent d'insomnie grave se trouvent bien d'un séjour sur la côte nord et sud de Devon. Quant aux coloniaux de retour des pays chauds, ce climat égal est tout indiqué, et les enfants comme les vieillards ne peuvent qu'apprécier favorablement toutes les stations de cette région.

COTE DU PAYS DE GALLES

La côte du Pays de Galles offre deux caractères distinctifs ; sur toute son étendue elle subit l'influence du Gulf Stream, et d'autre part elle est de toutes parts abritée par des régions montagneuses. Nous diviserons la côte qui nous intéresse en trois parties : 1° la côte sud, de l'estuaire de la Severn à Saint-David's Head ; 2° la côte ouest, de Saint-David's Head à Holyhead : et 3° la côte nord, de Holyhead à l'estuaire de la Dee.

1°. — LA COTE SUD.

La côte sud du Pays de Galles est très irrégulière et coupée de baies et de presqu'îles. Son orientation générale est au sud-ouest, ce qui la soumet à l'influence de deux facteurs thermiques, le Gulf Stream qui traverse le canal de Bristol et l'air chaud qui vient de l'Equateur. D'autre part, rien ne protège cette côte contre les bourrasques du sud-ouest qui à certaines époques s'y font fortement sentir. La moyenne annuelle de la température (11° 5) est la plus élevée de tout le royaume, la côte sud de Cornouailles exceptée. La moyenne annuelle des pluies (114 centimètres) est de 25 centimètres plus élevée que celle du reste du royaume, et cette différence est due à la proximité des montagnes. L'insolation est considérable. Les plages sont surtout sablonneuses. Les maladies qui bénéficient d'un séjour sur la côte sud du Pays de Galles sont celles auxquelles convient un climat marin doux. Cette région convient bien, surtout en hiver, aux affections chroniques de l'appareil respiratoire et surtout à la tuberculose pulmonaire ; cette maladie est cependant très fréquente parmi les indigènes des classes pauvres. En ce qui concerne les affections des reins et de la peau et l'eczéma, l'air marin les influence comme partout ailleurs, mais cette influence risque moins d'être nuisible que dans les endroits où l'air est plus froid ou plus stimulant. L'anémie et la neurasthénie s'améliorent. Les personnes qui reviennent des Indes ou des pays chauds trouveront sur cette côte une atténuation sensible aux rigueurs de l'hiver d'Angleterre.

Tenby est probablement la station qui attire le plus grand nombre de visiteurs. C'est une intéressante vieille ville, qui possède des restes de fortifications du Moyen Age et que l'on appelle parfois « la petite Angleterre du Pays de Galles », car les Flamands qui s'y fixèrent jadis adoptèrent la langue anglaise et la transmirent à leurs descendants. La population est de 4.500 habitants environ. Bien que la ville soit ancienne, elle offre du côté de la mer tout le confort d'une station moderne. Il y a une belle promenade avec des jardins qui s'étagent le long de la falaise jusqu'au rivage. Le sable est de belle consistance et la plage excellente. Au large s'échelonnent plusieurs petites îles rocheuses intéressantes au point de vue de la flore et de la faune marines. La moyenne des pluies est de 114 centimètres et la température moyenne de l'hiver est de 10° environ. On ne saurait trop recommander Tenby comme station d'hiver pour les tuberculeux, et surtout à ceux qui aiment à s'occuper d'histoire naturelle et de choses anciennes.

2° — LA CÔTE OUEST

La côte ouest présente deux vastes baies, la baie de Cardigan au sud et la baie de Carnarvon au nord, séparées par le Lleyn, ou péninsule de Carnarvon, qui s'avance à une trentaine de kilomètres en mer. Ici la mer, c'est-à-dire le Canal Saint-Georges, est réchauffée par des ramifications du Gulf Stream qui pénètrent dans le Canal à ses deux extrémités. Aussi le climat de la côte ouest est doux, plus doux que celui de la côte sud, car cette côte est protégée en partie par l'Irlande qui lui fait face à l'ouest à une distance d'une soixantaine de kilomètres. Les températures moyennes sur les bords des baies de Carnarvon et de Cardigan sont de 15° en été et de 7° 5 en hiver ; la moyenne des pluies varie entre 90 et 100 centimètres.

Les indications thérapeutiques sont les mêmes que pour la côte sud.

Les plages sont sablonneuses, mais avec de grands espaces caillouteux en maints endroits.

Aberystwith, vers le milieu de la baie de Cardigan, est considéré à juste raison comme la localité la plus intéressante de ce district et l'on y vient toute l'année. C'est une ville agréable et bien bâtie qui s'étend le long d'une baie abritée à ses deux extrémités par des hauteurs. La plage des bains est excellente et surtout sablonneuse bien qu'avec quelques galets. Il y a une belle promenade, une jetée et des salles de concerts. On y trouve toutes sortes de distractions, sans compter d'intéressantes excursions dans les environs. La population est de 8.000 habitants. La température des mois d'hiver varie entre 7° et 13°, et en été elle est de 5 à 6° plus élevée. L'écart journalier de température en été et en hiver est de de 4° à 5° ; mais au printemps et en automne il est de 6° à 8°. La moyenne mensuelle des pluies varie entre 4 et 8 centimètres.

Aberdovey est une agréable bourgade qui attire de nombreux visiteurs. Située au pied de rochers qui l'abritent contre les vents du nord, on la compare parfois à Torquay. La plage de bains est bonne et la rivière voisine est très poissonneuse, mais il manque à Aberdovey les distractions que l'on trouve en général dans les stations maritimes.

Plus au nord on rencontre *Barmouth* qui est tout aussi fréquentée qu'Aberyswith. Pittoresquement situé à l'embouchure de la rivière Mawddach, Barmouth a une population de 2.300 habitants. Sa plage est très étroite, car les rochers qui abritent la ville descendent jusqu'au bord de la mer. Barmouth est un centre d'excursions fort apprécié.

3°. — LA CÔTE NORD

Sur la côte nord du Pays de Galles, en allant de l'ouest à l'est, les stations de malades et de vacances les plus fréquentées que l'on rencontre sont Beaumaris, Llanfairfechan, Penmaenmawr, Deganwy, Llandudno, Colwyn Bay, Llandulas, Pensarn, Rhyl et Prestatyn. Bien qu'offrant de nombreux caractères communs, ces stations sont assez variées. La côte est si sinueuse que ses différents points ont des aspects tout à fait différents et des expositions tout à fait variées. Par exemple, Rhyl et Colwyn Bay sont exposés au plein nord, Penmaenmawr et Llanfairfechan à l'ouest, Llandudno au nord-est, Deganwy au sud-ouest et Beaumaris au sud-est. Cependant cette variété ne paraît pas modifier sensiblement le climat de ces stations qui est sans doute plus influencé par le voisinage des montagnes des environs. Par exemple Rhyl est situé en terrain plat, presque sur l'estuaire de la rivière Clwyd le long de laquelle soufflent les brises du sud-ouest. De même Llandulas et Llandudno sont exposés au sud-ouest au courant d'air des vallées de la Dulas et de la Conway. Beaumaris est complètement exposé aux vents qui soufflent dans le détroit de Menai. D'autre part, Colwyn Bay, Penmaenmawr et Llanfairfechan sont très abrités par les montagnes qui viennent jusqu'au bord de la mer ; et ces mêmes montagnes abritent aussi ces stations contre les vents de mer, car ces vents trouvent la place prise, pour ainsi dire, par la couche d'air en contact avec ces montagnes. Ce phénomène a été observé depuis longtemps et explique pourquoi Great Malvern, sur les pentes est de la chaîne de Malvern, ne souffre pas trop des vents d'est ; et c'est aussi à ce phénomène que le Dr Leach a attribué, non sans raison sans doute, l'immunité analogue dont jouissent les localités de la côte nord du Pays de Galles qui s'adossent contre des montagnes. La nature accidentée de cette côte coupée de vallées et de collines a aussi une influence, et une influence plus directe, sur l'exposition de certaines localités voisines aux vents venant de l'océan, mais protégées contre ces vents. Ainsi Beaumaris est abrité contre les vents du nord-ouest par le haut plateau d'Anglesey et Llandudno par le Great Orme's Head, alors que d'autres stations moins bien protégées sont exposées en plein à ces vents, surtout lorsqu'il y a en arrière de ces stations des vallées dans lesquelles ces vents peuvent souffler.

Au point de vue du climat on ne peut appliquer à aucun point de la côte nord du Pays de Galles le qualificatif de tonique, dans le même sens que pour la côte est. Le Pays de Galles a naturellement un climat moins doux au nord qu'au sud, tout comme le Devonshire. Mais pour ce qui est d'accroître la résistivité des malades, aucune station du Pays de Galles ne saurait supporter la comparaison avec n'importe laquelle des stations de la côte est d'Angleterre ou d'Ecosse. Pour les maladies chroniques comme la goutte, le catarrhe bronchique et l'emphysème, pour la phtisie avancée, ou pour les convalescents de maladies aigües ou de blessures, la côte du nord du Pays de Galles est sans doute admirablement indiquée, surtout pendant l'hiver, lorsque la température est relativement élevée, l'écart journalier minime et l'insolation copieuse.

En ce qui concerne le choix de la station, il dépend beaucoup de l'âge et des goûts du malade. S'il est jeune et actif, il préférera les endroits où « on fait quelque chose », comme Rhyl, Colwyn Bay ou Llandudno. S'il a besoin de soins, de repos, ou s'il a des goûts littéraires, il vaudra mieux l'envoyer à Penmaenmawr, à Llanfairfechan ou à tout autre endroit où il n'y a ni jetées, ni boulevards. Beaumaris est assez différent de ses voisins ; des vapeurs y font escale, mais il n'y a pas de chemin de fer et pour y arriver il faut d'habitude prendre une voiture à la gare de Bangor, à une dizaine de kilomètres. Cette situation retirée offre des avantages manifestes pour certains malades.

Quant aux distractions, cette région offre toutes sortes de ressources aux amateurs de sports et d'exercices au grand air. Les plages de bains sont partout excellentes le long de cette côte, car le sable est beau et l'eau peu profonde. Bien entendu on peut partout y pêcher en mer, et les amateurs de pêche en eau douce ont les rivières Clwyd et Conway et les lacs de Bala, de Capel Curig et de Llanberis. L'équitation, le golf et la chasse sont très en vogue. Tout près de là la montagne offre ses flancs aux amateurs d'alpinisme, et on a même installé un tramway qui permet l'ascension confortable du Snowdon à ceux « qui voudraient bien grimper, mais qui ont peur des chûtes ». A cet égard les amateurs de pittoresque ne peuvent nier que le nord du Pays de Galles égale la Suisse, et des excursions à la passe de Sychnant ou de Llanberis leur laisseront des souvenirs inoubliables. Les personnes qu'intéressent l'ethnologie, la géologie, la botanique ou la philologie y trouveront aussi de riches moissons de documents, et les amateurs de choses anciennes pourront facilement visiter dans les environs une demi-douzaine de châteaux, deux cathédrales et d'autres endroits historiques.

COTE NORD-OUEST DE L'ANGLETERRE,
DU PAYS DE GALLES A L'ECOSSE

La côte anglaise, du Pays de Galles à l'Ecosse, comprend les rivages de Cheshire, de Lancashire et de Cumberland et est fort intéressante pour le climatologiste et pour le médecin. Tout le long de cette côte on rencontre de nombreuses stations qui sont toutes soumises aux mêmes influences générales, mais qui ont chacune leurs caractères particuliers.

La côte de Wirral, c'est-à-dire la partie du Cheshire qui s'étend entre les embouchures de la Dee et de la Mersey, est exposée au nord et est presque partout plate. Elle se relève cependant à l'embouchure de la Mersey en falaises de grès sur lesquelles sont bâtis New Brighton et Wallasey. Le long de l'embouchure de la Dee on rencontre une seconde élévation de terrain, mais les collines s'arrêtent brusquement à West Kirby sans atteindre l'angle nord-ouest de Wirral où se trouve Hoylake. Entre Hoylake et New Brighton la côte est plate et bordée de dunes de sable amoncelées par le vent glacial qui y souffle.

De la Mersey à la Ribble la côte est de nouveau plate et bordée de dunes de sable.

La côte de Fylde, la partie la plus intéressante du nord-ouest pour le climatologiste, s'étend de la Ribble à Morecambe Bay. La partie sud, à l'embouchure de la Ribble et exposée au midi, est bien abritée au nord et à l'est par des arbres. En allant de Lytham vers le nord, on trouve une contrée plus ouverte, et jusqu'au milieu de

Blackpool on retrouve le long de la côte la même bordure de dunes de sable battu des vents superposées à de l'argile ou à de la tourbe. Cette région sablonneuse est recouverte de gazon. A partir du milieu de Blackpool, et sur une étendue de plusieurs kilomètres vers le nord, des falaises escarpées et nues surplombent la mer ; plus au nord le triangle de terre ferme que limitent la mer et l'embouchure de la Wyre est constitué entièrement de dépôts d'alluvions.

La partie méridionale de la côte de la baie de Morecambe est plate avec des kilomètres de sable que découvre la mer à marée basse. Au nord les collines viennent jusqu'au bord de l'eau et le paysage devient plus pittoresque, notamment à Grange-over-Sands qui n'est qu'à onze kilomètres au sud du lac de Windermere.

La côte de Cumberland est presque partout basse et bordée de dunes de sable ; mais à partir de Seascale en remontant vers le nord jusqu'à Maryport les grès de Saint-Bees modifient le paysage. Les mêmes grès reparaissent à Bowness sur le golfe de la Solway. A l'est de Bowness la côte de Solway est basse, avec des bancs de boue, des parties sablonneuses et des marais.

De même que partout ailleurs les vents soufflent surtout de l'ouest, et comme la côte est basse et que les collines en sont à bonne distance les nuages de pluie traversent cette région pour aller crever à l'intérieur des terres. Il y a ainsi une bande de terrain de quelques kilomètres de largeur où la moyenne des pluies est exceptionnellement basse. Les vents prédominants, la faible élévation et la situation généralement exposée contribuent donc à constituer un climat presque purement marin, moins froid en hiver et moins chaud en été que les régions de même altitude de l'intérieur. L'humidité relative de l'atmosphère est considérable, mais les brouillards sont rares en raison des courants aériens continuels qui sont caractéristiques de cette côte.

Le climat, pendant la période des vents d'ouest, est tonique sans être rude. Cependant lorsque les vents soufflent de l'est, ce qui est rare, l'air est froid, sec et désagréable ; et c'est certes tout le long de cette côte que le contraste entre les vents d'ouest et les vents d'est est le plus frappant.

Southport, la seconde des grandes stations climatiques du nord-ouest, est situé sur la rive sud de l'embouchure de la Ribble. Il est bâti entièrement sur le sable. Depuis la construction du boulevard du bord de la mer la plage s'est exhaussée et la mer a reculé. Cet inconvénient a été cependant atténué par la construction d'une jetée et d'un lac artificiel le long de la promenade.

Southport n'est pas aussi tonique que sa situation pourrait le faire supposer. C'est une station agréable au printemps et en automne, mais de la mi-juin à la mi-septembre son climat est fatigant. La plage est belle et convient aux enfants, et l'on peut s'y baigner bien que la mer soit assez loin. Pendant la saison il y a des théâtres, des concerts et des distractions de toutes sortes.

Les affections cardiaques se trouvent mieux à Southport que dans le climat plus tonifiant de Fylde ou de Wirral, et la phtisie au début s'y améliore nettement ainsi que les catarrhes des enfants. Au printemps et en automne le climat convient aux convalescents.

Hôtels : Prince of Wales Hotel ; Etablissement Hydropathique Kenworthy.

Blackpool, la plus grande et la plus populaire des stations de cure ou de vacances de la côte nord-ouest, s'étend sur 5 kilomètres le long de la côte avancée de Fylde. Il est exposé en plein à l'ouest. La partie sud de la ville (South Shore) est très peu élevée au-dessus de la mer et est bâtie sur une couche de sable qui recouvre de la tourbe. La partie nord s'élève sur une masse d'argile qui a jusqu'à 50 mètres de hauteur. Cette argile est entremêlée de couches de sable et de gravier, ce qui est intéressant pour le géologue qui en conclut aux différentes périodes de soulèvement et d'affaissement du terrain, mais surtout pour l'hygiéniste, car cette particularité permet ainsi de drainer facilement le sol.

Le climat devient peu à peu plus tonique à mesure que l'on remonte vers le quartier nord où l'on trouve le climat type de Blackpool, et ce climat est plus nettement influencé par le voisinage de la mer que partout ailleurs, même dans les stations de l'ouest.

La ville est cependant très ouverte, ce qui a l'inconvénient de l'exposer en plein aux vents d'est ; c'est pourquoi le mois de mars est souvent contre-indiqué à Blackpool pour les malades.

Les malades qui s'améliorent le plus sont ceux qui ne présentent pas de maladie organique, mais qui ont des troubles nerveux, circulatoires ou respiratoires. Les affections cardiaques organiques où il n'y a plus trace de rhumatisme et où la compensation se fait à peu près s'améliorent à Blackpool. Les cas plus avancés se compliqueront de dyspnée ou d'irritation des bronches par suite des vents fatigants dont Blackpool n'est jamais indemne plusieurs jours de suite. Pour les affections catarrhales du nez et de la gorge ce climat est bienfaisant toute l'année. Le catarrhe bronchique chronique des enfants et des personnes jeunes se dissipe rapidement, mais il n'en est pas de même chez les personnes d'un certain âge. Blackpool ne convient pas au rhumatisme aigu ou chronique, ni à l'arthrite rhumatismale, car l'humidité est trop considérable et la température trop basse.

Au mois d'août des trains de plaisir amènent un très grand nombre de touristes qui n'encombrent d'ailleurs que le centre de la ville.

Hôtel : Hôtel Métropole.

Grange-over-Sands est situé sur la côte nord de la baie de Morecambe, à l'entrée de l'estuaire de la Winster. Il est bâti sur une couche irrégulière de rochers calcaires qui viennent jusqu'au bord de l'eau et qui derrière la ville se relèvent pour rejoindre les hauteurs escarpées et boisées de Yewbarrow et de Hampfel. Protégée de tous les côtés excepté au sud par des collines et des bois, c'est la station la plus abritée de la côte nord-ouest. La ville est des plus pittoresques et les quartiers bas ont été aménagés en champs de sports et en promenades.

L'exposition abritée, l'insolation excellente et les pluies abondantes donnent à la végétation une luxuriance que l'on ne s'attendrait pas à trouver si au nord. A marée basse la mer se retire à plusieurs kilomètres, découvrant de vastes espaces de sable. Pendant les chaleurs les brises de la mer se réchauffent sensiblement en passant sur ce sable chaud et humide ; cette particularité jointe à la situation abritée de la ville rendent le climat de Grange-over-Sands plutôt déprimant au gros de l'été.

LES CLIMATS DE LA COTE D'ECOSSE

Le climat de l'Ecosse dépend de la position géographique de ce
pays à l'extrémité nord-ouest de l'Europe. De même que l'Irlande,
l'Ecosse est exposée (surtout le long de sa côte ouest si irrégulière)
à l'influence de l'océan Atlantique et des vents prédominants, qui
soufflent du sud-ouest et qui sont chauds, et qui donnent aux Iles
Britanniques en général ainsi qu'à la côte de la Norvège leur climat
hivernal doux. De même l'Ecosse a pour cette raison un climat
tempéré ou marin typique, qui se distingue nettement du climat dit
continental que l'on rencontre dans les pays qui ne sont pas soumis
à l'influence de la mer. Ce facteur climatique essentiel atténue les
extrêmes de chaleur et de froid tout le long des côtes de la Grande
Bretagne ; car la mer qui les baigne à l'ouest a sensiblement la
même température depuis les îles tout à fait au nord et le cap
Wrath jusqu'à l'île de Wight.

En ce qui concerne l'Ecosse cette influence dominante de la mer
est modifiée par la position septentrionale du pays et par la présence des montagnes. La latitude septentrionale de l'Ecosse lui
assure non seulement des étés relativement frais et des journées
d'été fort longues, mais aussi certaines qualités de l'atmosphère et
probablement de la radiation solaire que l'on retrouve aussi en
Norvège et dans d'autres pays septentrionaux. Les qualités de l'air
du nord, si importantes au point de vue médical, sont analogues à
celles des grandes altitudes dans les pays plus méridionaux, mais

avec la raréfaction en moins. Les montagnes d'Ecosse non seulement offrent de nombreuses stations d'altitude moyenne et abritent utilement certaines autres stations, mais encore constituent un excellent écran contre les vents qui apportent la pluie. Ces montagnes, qui comme celles de l'Angleterre et du Pays de Galles s'élèvent surtout à l'ouest du pays, arrêtent les vents chauds et pluvieux de l'Atlantique. Aussi la partie ouest de l'Ecosse a-t-elle un climat doux et humide avec des pluies abondantes, alors que de l'autre côté des montagnes et dans la région nord-est les pluies sont peu abondantes et le climat relativement sec et tonique.

Il y a donc un contraste très marqué entre les climats de l'est et de l'ouest. Les stations d'Ecosse offrent toute une gamme de climats dont quelques-uns sont fort intéressants pour le médecin, mais c'est en général l'élément est ou l'élément ouest qui domine.

CÔTE OUEST

La côte ouest de l'Ecosse, comme celle de la Norvège, est rocheuse et montagneuse et coupée de nombreux lochs ou fjords. La côte dentelée est encore protégée par une longue chaîne d'îles qui s'étend depuis le golfe de la Clyde au sud jusqu'aux Hébrides au nord.

Par les détails suivants sur Oban et Rothesay on pourra juger des ressources qu'offre le climat de toute cette région.

Oban, sur le golfe de Lorne, est situé dans une région admirable et fait face à l'ouest aux collines de Mull et de Morven. C'est un centre très apprécié d'excursions par terre et par mer : Staffa et Iona, Ben Cruachan, Ben Nevis (altitude 1.341 mètres, la plus haute montagne de la Grande Bretagne). Oban est exposé au midi et au sud-ouest et abrité contre les vents du nord et de l'est par des collines. Le climat est le climat typique de la côte ouest. Les vents chauds et humides et les courants de l'océan assurent une température assez égale pendant toute l'année. La température moyenne, 9°, est presqu'exactement la même que celle de Bournemouth et n'est que d'un degré plus basse que celle de Torquay. Si l'on compare les moyennes de l'été et de l'hiver on trouve une moyenne de près de 6° pour les six mois les plus froids et de 12°,5 pour les six autres mois. Les étés sont donc relativement frais, et l'hiver est d'un bon degré plus chaud que sur la côte est de l'Ecosse. Les pluies sont assez fortes, 132 centimètres, mais en raison de la chaleur des vents prédominants et du sol sablonneux et facilement drainé, l'humidité relative de l'air n'est que de 84,8 0/0, c'est-à-dire moindre que celle de la côte sud de l'Angleterre. Grâce au climat chaud et abrité d'Oban, nombre de plantes délicates y sont en pleine végétation toute l'année, myrtes, fuchsias, rhododendrons, azalées, etc. Oban et les Highlands de l'ouest conviennent, en général, aux convalescents ou aux personnes qui ont besoin d'un climat sédatif, d'air pur et qui veulent se reposer dans un beau pays. Les excursions par mer sont des plus intéressantes. On peut villégiaturer à Oban à n'importe quel moment de l'année ; au printemps on appréciera sa situation abritée contre les vents d'est, et quant aux mois d'automne, octobre compris, ils sont souvent fort beaux, comme d'ailleurs dans le reste de l'Ecosse.

Hôtel : Great Western Hotel.

Rothesay se trouve sur l'île de Bute, dans le golfe de la Clyde. Les principales caractéristiques de son climat sont déterminées par le fait que Rothesay est situé sur une île autour de laquelle la mer est chaude, et qu'à l'est, sur les bords de la Clyde, s'élèvent de hautes collines. La surface de l'île est irrégulière et boisée, et ses nombreuses promenades offrent toutes sortes de variétés d'abris et d'expositions ; les parties les plus élevées sont couvertes de bruyère. Sur la côte ouest de la baie on est bien abrité contre les vents d'est. La moyenne des pluies est de 134 centimètres, dont près de 81 centimètres pour les sept mois d'octobre à avril. L'égalité de

température est le trait dominant du climat de Rothesay. La température moyenne de toute l'année est de 8°5. Les hivers sont relativement chauds et les étés sont rarement très chauds, car il y a
presque toujours une brise de mer rafraîchissante. Les saisons que
l'on considère comme les plus agréables sont de mars à juin et de
septembre à octobre. Août est généralement humide, mais l'automne
est souvent ensoleillé et exempt de brouillards.

CÔTE D'AYRSHIRE

Cette région n'est pas montagneuse, aussi est-elle relativement
sèche. Sur toute la partie de la côte qui s'étend d'Ardrossan à Ayr
la moyenne des pluies n'est que de 91 centimètres ; aussi l'humidité est moindre et le climat plus stimulant que dans les Highlands
de l'ouest.

CÔTE EST

Les caractères généraux de la côte est de l'Ecosse sont assez sem-
blables à ceux de la côte de l'Angleterre. Les journées d'été sont
plus longues, et l'air vif, sec et tonique de cette côte est plus frais
que sur la côte anglaise, aussi ne doit on recommander ce climat
qu'après mûre réflexion aux malades qui ont besoin d'un climat
reposant et sédatif. Cette remarque ne s'applique pas tout à fait
aussi strictement à la portion septentrionale de la côte, car les effets
de la latitude contrebalancent en partie les effets de la longitude.
Dans le voisinage du golfe de Moray, par exemple, nous verrons à
l'œuvre des influences spéciales qui donnent un caractère particulier au climat de cette partie de la côte. Nous allons passer en revue
les principales stations maritimes dans leur ordre géographique,
du sud au nord.

North Berwick, une des stations les plus fréquentées de l'Ecosse,

est situé sur le golfe du Forth et sur la ligne d'Edimbourg à Londres
par la côte est. La ville est ouverte et exposée au nord, et son climat
ensoleillé est éminemment tonique, frais en été et pas trop froid en
hiver. La plage de bains est excellente. L'air est sec et la moyenne
des pluies est faible (68 cm. 6). Pendant l'été on vient y jouer
au golf et s'y distraire. North Berwick jouit d'un certain renom pour
les affections catarrhales et pour les convalescences d'influenza, et
comme à Margate les enfants s'y font grand bien. Les asthéniques
nerveux et les insomniques s'y améliorent ainsi que les convalescents et les malades qui viennent de faire une cure dans les
villes d'eaux étrangères et qui ont besoin d'une post-cure.

Saint-Andrews (en Fife) possède le climat type de la côte est, sec
et éminemment tonique. La moyenne des pluies y est de 68 centimètres. Saint-Andrews est le siège d'une ancienne université et un
centre important au point de vue de l'enseignement. Le pays environnant est intéressant tant par ses souvenirs historiques que par
son golf-course fameux. Sur cette côte, comme en certains points
de la côte, anglaise, les vents d'est du printemps amènent souvent
avec eux le « haar », ou brume de mer, qui est si souvent nuisible aux personnes souffrant de rhumatismes ou de catarrhes.

Peterhead est situé à l'extrême est de l'Ecosse et à environ
730 kilomètres de Londres. Il est entouré par la mer sur trois côtés.
Au midi la côte est accidentée et bordée de falaises granitiques ; au
nord de la ville s'étend une plage sablonneuse propice aux bains de
mer et qui se prolonge à l'intérieur par des ondulations de terrain
où un golf course est établi. Au xviiie siècle Peterhead était la plage
la plus à la mode du nord de l'Ecosse. Il y a un excellent établissement de bains avec bains à l'eau de mer chauffée, bains russes et
turcs et piscines de natation. Le climat combine les influences de la
côte est et de la latitude septentrionale.

Hôtel : North Eastern Hotel.

GOLFE DE MORAY

Les bords du golfe de Moray jouissent d'un climat qui leur est propre et qui est déterminé par plusieurs facteurs. Au nord du golfe de Moray la largeur de l'Ecosse diminue tout à coup de plus de moitié, en sorte que la côte est se rapproche de la zone d'influence des puissants courants de l'Atlantique, surtout en certains points comme Strathpeffer où des vallées s'enfoncent profondément dans les terres vers l'ouest. Aussi certains climats locaux sont-ils tout à fait modifiés par les courants de l'ouest, soit sur la côte même, soit dans son voisinage ; la douceur des hivers et la luxuriance de la végétation en sont la meilleure preuve. La configuration du pays nous permet aussi de comprendre pourquoi les bords du golfe de Moray sont relativement protégés contre les influences de l'est. De plus comme nous l'avons déjà remarqué, les Highlands de l'ouest et les Monts Grampians opposent un écran difficile à franchir aux vents pluvieux de l'ouest et du sud, c'est pourquoi cette région a la moyenne de pluies la plus basse de l'Ecosse (moins de 63 cm. 1/2 en certains endroits). Par conséquent, les bords du golfe de Moray, surtout au midi, ont un climat sec, abrité et ensoleillé, qui convient également pour des séjours d'été et d'hiver, quelque paradoxal qu'il puisse paraître de trouver d'agréables séjours d'hiver au nord des Grampians.

Elgin est situé à 6 kilomètres environ du golfe de Moray et jouit de l'un des climats les plus secs et les plus ensoleillés de Grande-Bretagne. Il est assez protégé contre les vents du nord. La moyenne des pluies est de 63 centimètres. L'hiver y est excellent ; le printemps est plutôt « éprouvant » à cause des vents du nord et de l'est ; les automnes sont très agréables même jusqu'à la fin de novembre.

Forres est une petite station très tranquille qui a un climat remarquablement agréable et abrité. Elle est construite sur des pentes étagées, dans une région boisée et près de la fameuse rivière si pittoresque de Findhorn. L'air est pur et sec et le sol est poreux. La moyenne des pluies est de 65 centimètres environ. En raison de sa position abritée, Forres est plutôt indiqué pour les séjours d'été ou du début du printemps. L'établissement « hydropathique » de Cluny Hill est situé au milieu d'une région boisée qui offre de vastes promenades agréables.

Hôtel : Cluny Hill House.

Nairn est une excellente station située sur la côte sud du golfe de Moray et à une vingtaine de kilomètres à l'est d'Inverness. La ville (5.000 hab.) s'élève au bord d'une plaine sablonneuse unie, à sous-sol rocheux, et est exposée au nord et à l'est. La situation septentrionale de Nairn, à six degrés de latitude de plus que Londres, rend la ville assez fraîche en été, la température moyenne d'avril à septembre étant de 11°5 seulement. Les vents d'est soufflent surtout au printemps et au début de l'été. Les mois d'hiver, d'octobre à mars, pendant lesquels soufflent surtout les vents d'ouest, ont une température moyenne de 4°5, et sont par conséquent relativement chauds. Le climat est sec et tonique et les journées de beau soleil sont fréquentes. Les collines de Ross-shire à l'ouest et la chaîne des Grampians de l'est au sud mettent la région à l'abri des vents pluvieux et la moyenne des pluies n'est que de 62 centimètres, c'est-à-dire une des plus basses du Royaume-Uni. Le sol est sec et poreux, et les brouillards sont à peu près inconnus.

Bien qu'ayant à peu près la même exposition que Margate, Nairn est plus frais en été ; c'est une des meilleures plages de bains de Grande-Bretagne. On y trouve aussi des bains couverts et des bains de varechs pour les affections ganglionnaires et articulaires. Depuis le milieu du siècle passé Nairn a été très en vogue pour les excellentes qualités de son air, et est fort apprécié comme station climatique non seulement en été mais aussi en hiver.

Hôtel : Golfview Hotel.

CÔTE NORD-EST

Plus au nord, *Dornoch,* sur la côte du comté de Sutherland, jouit d'une certaine réputation du fait de son air pur et vif et de son climat septentrional tonique. Les bois de pins qui l'environnent donnent, paraît-il, à l'air des vertus balsamiques spéciales. Le sol est sec et sablonneux et la moyenne des pluies est très basse (62 centimètres). Dornoch est très ensoleillé et fait face au midi, dominant le golfe de Dornoch dont la plage est excellente pour les bains.

Hôtel : Station Hotel.

Les Iles Orkney et *Shetland* ont un climat analogue mais plus humide ; le vent y souffle davantage, aussi les arbres et la végétation y sont plus rares. On peut y envoyer avec avantage les malades atteints de maladie de Graves auxquels la chaleur de l'été serait nuisible dans le midi, ainsi que ceux qui souffrent d'asthme et de rhume des foins.

STATIONS MARITIMES D'IRLANDE

L'Irlande possède de nombreuses stations maritimes pour les malades. La côte est presque partout intéressante et souvent fort belle et pittoresque. Certaines plages de bains sont hors de pair et nombre de golf-links d'Irlande sont de tout premier ordre. Le climat offre de nombreux avantages. Les pluies sont abondantes dans le sud et dans l'ouest, mais modérées au nord et à l'est. Les sautes de température sont inconnues ; l'air est toujours frais et doux et n'a pas la crudité que l'on observe parfois sur la côte est d'Ecosse et d'Angleterre, en sorte que les jours où les malades ne peuvent sortir sont relativement rares. Il est curieux de noter que c'est sur les côtes nord et est de l'Irlande que l'on rencontre les meilleures stations à climat fortifiant et tonique sans excès, comme Castle-rock, Port Stewart, Portrush, Ballycastle, Carnlough, Larne, Donaghadee, Ardglass, Skerries, Portmarnock, Howth, Kingstown et Greystones.

Si l'on désire au contraire un climat chaud, doux et abrité, on trouvera toutes ces qualités à Rostrevor, Queenstow et Glengariff. Certes on parle beaucoup depuis quelque temps de la « Riviera de Cornouailles », et cependant les Iles Britanniques n'offrent nulle part un climat aussi doux qu'en certaines régions des comtés de de Cork et de Kerry, ainsi que le prouve la flore de ces districts : les arbousiers y abondent, et la luxuriance de la végétation et la beauté des teintes d'automne défient toute description. Sur la côte ouest, Bundoran et Kilkee offrent des exemples de climat analogue à celui de Barmouth ou d'Ilfracombe : c'est-à-dire un climat doux sans excès et frais sans être trop vif. Newcastle, dans le comté de Down, l'une des plus belles stations du Royaume-Uni, possède un climat qui lui est particulier ; exposé à l'est et abrité au pied du massif de Mourne, il est remarquablement bien protégé contre les vents, ce qui lui assure un climat exceptionnellement doux et calme.

On a souvent répété depuis quelques années que les stations irlandaises étaient ennuyeuses et que l'on y trouvait difficilement à se loger. Jusqu'à un certain point le premier de ces reproches est exact : on n'y trouve ni casino ni kursaal ; les orchestres, les chanteurs nègres, les acrobates, les baladins et tutti quanti y sont rares et souvent absents. Bien que cet inconvénient soit discutable, on peut admettre qu'en règle générale les stations irlandaises ne sont pas très gaies.

D'autre part, le problème des logements s'est extraordinairement simplifié depuis quelques années : d'insuffisants qu'ils étaient comme qualité et quantité, les logements sont maintenant dans les principales stations excellents et nombreux. Les hôtels de premier ordre « à des prix correspondants », comme le fait judicieusement remarquer Baedeker, s'échelonnent maintenant tout le long de la côte et il s'en crée chaque jour de nouveaux. Le voyageur qui sait s'y prendre ou le malade qui a choisi avec soin sa station de cure n'a plus à redouter en Irlande les inconvénients d'un hôtel quelconque. Le golf a souvent été la baguette magique qui a fait surgir des palais là où jadis il n'y avait que des roches nues ou des landes solitaires.

Les saisons sont naturellement étroitement unies aux attractions ou aux indications des stations maritimes d'Irlande. La plupart peuvent être fréquentées en été et au début de l'automne. Au gros de l'été et lorsqu'il fait très chaud on préférera des stations comme Portrush, Port Stewart, Castlerock, Ballycastle, Donaghadee, Skerries, Howth, Bray, Kingstown, Greystones, Rosapenna et Port Salon ; mais Bundoran et Kilkee ont aussi leurs fidèles. Au printemps et en automne, les stations les plus agréables sont Newcastle, Warrenpoint et Rostrevor. En hiver on fixera son choix sur Glengariff, admirable station d'hiver analogue à Falmouth et à Penzance, ou sur Queenstown ou Rostrevor.

Portrush, sur la côte nord du comté d'Antrim, mérite bien la première place, car c'est une des stations les plus pittoresques, les plus toniques et les plus saines du pays.

La ville est bâtie sur un promontoire rocheux qui s'avance sur l'Atlantique du nord et que la mer entoure sur trois côtés. Le sous-sol est formé de sable et de rochers et le sol sèche rapidement après la pluie. La plage de sable est admirable tant pour les simples baigneurs que pour les nageurs qui peuvent sans danger s'aventurer au large. L'eau potable est excellente et l'hygiène générale tout à fait satisfaisante. L'air est fortifiant et tonique toute l'année, mais les abris manquent. Les environs sont admirables ; toute la côte voisine, jusques et y compris la fameuse Chaussée des Géants, offre des points de vue merveilleux pour le touriste et pour le géologue. Les golf links sont presque les plus beaux de l'Irlande. Les hôtels sont excellents et à la portée de toutes les bourses.

Bundoran, dans le comté de Donegal, est la station la plus importante de la côte nord-ouest de l'Irlande. Sa réputation locale est fort ancienne et la création récente d'un golf course et de bons hôtels a largement contribué à rendre cette station populaire. Bundoran est balayé par les brises de l'Atlantique, mais est cependant assez abrité. Le climat est tonique sans être stimulant. Les hivers sont très doux, mais parfois orageux. Le sol est calcaire avec du gravier. L'eau potable est amenée des montagnes à une dizaine de kilomètres et est excellente.

Newcastle, dans le comté de Down, est admirablement situé au bord de la Baie de Dundrum et à l'abri de la chaîne des Mourne. Le sol est sablonneux avec du gravier. L'eau potable est abondante et parfaite. On modifie en ce moment les égouts, etc. Les golf links sont de tout premier ordre. Les bains de mer sont assez médiocres mais vont être améliorés. Les environs offrent de nombreuses et intéressantes promenades, et les Mourne réservent des surprises aux ascensionnistes et aux botanistes. Les hôtels sont excellents.

Bray, dans le comté de Wicklow, fait face à la mer d'Irlande mais est cependant assez bien protégé à l'ouest, au sud et au nord-est par suite du voisinage des montagnes de Wicklow, de Bray Head et de Killiney Hill. Le sol est sablonneux et le sous-sol formé de cambrien. Les pluies sont peu abondantes, 80 centimètres par an. L'air est relativement sec. L'eau potable vient de la rivière Vartry et est excellente. L'hygiène générale est satisfaisante. On trouve des hôtels de premier ordre et un excellent golf course. La plage des bains est très bonne et l'on peut faire dans les environs de nombreuses excursions et ascensions.

Queenstown, dans le comté de Cork, est situé sur une île dans le port de Cork. Le sol est léger, caillouteux, et constitué de Grauwacke et de calcaire. La ville est bâtie sur le flanc d'une colline et est parfaitement abritée au nord, au nord-est et au nord-ouest, abritée en partie à l'est et à l'ouest, et tout à fait ouverte au sud, au sud-est et au sud-ouest. La moyenne des pluies est de 82 centimètres ; la température moyenne annuelle est de 11°5, et la température moyenne de l'hiver et du printemps de 8°5. L'eau potable est bonne, l'hygiène générale satisfaisante et les hôtels suffisants.

Glengariff jouit d'un climat analogue à celui de Queenstown, et même encore plus doux. Les environs en sont magnifiques.

Kilkee, dans le comté de Clare, s'élève sur une baie en forme de croissant et est bien abrité à l'ouest et au nord-ouest. En raison de sa situation sur une étroite bande de terrain qui s'avance dans l'océan, il est presqu'entièrement entouré par la mer. Le sol est sec. Les hivers sont très doux. La pêche et les bains de mer sont excellents. Il y a de bons golf links et de bons tennis. Les hôtels sont assez satisfaisants.

LES STATIONS DE GRANDE-BRETAGNE AU POINT DE VUE INTERNATIONAL

Il est certain que les stations de Grande-Bretagne sont peu connues de par le monde.

Les auteurs anglais n'ont jamais mis en lumière les avantages que leurs villes d'eaux ou leurs stations climatiques offrent aux malades étrangers, et le travail sur ce sujet que lisait le Dr Neville Wood, en 1910, devant les membres de la Section de Balnéologie et de Climatologie de la Société Royale de Médecine a été accueilli et discuté par la presse médicale comme une entrée en matières qui faisait entrevoir de nouvelles possibilités. D'autre part, il est probable que les médecins étrangers ne sont pas au courant des ressources balnéaires et climatiques de la Grande-Bretagne. Dans un ouvrage français paru récemment et qui consacre six pages aux stations espagnoles, deux pages seulement sont consacrées aux stations anglaises, et dans la dernière édition d'un ouvrage allemand analogue il n'est parlé que de trois stations anglaises. Et cependant nombre de ces stations, tant sur les côtes qu'à l'intérieur, offrent des avantages bien définis à certains malades étrangers.

Bien que les principales stations de Grande-Bretagne aient été étudiées en détail dans les chapitres qui précèdent, il me paraît nécessaire de répéter ici nombre de choses déjà dites avec des arguments nouveaux à l'appui.

Je poserai tout d'abord ce principe général que, lorsque la santé décline dans tel ou tel milieu, le bon sens veut que l'on prescrive un changement complet; et à cet égard je crois que l'on est en droit d'attirer l'attention sur ce fait que sur beaucoup de points notre île diffère beaucoup plus de tous les pays continentaux que ceux-ci ne diffèrent entre eux. Par conséquent, dans les nombreux cas où un changement de milieu s'impose, soit pour un traitement balnéaire ou climatique, soit comme adjuvant de ce traitement, les stations britanniques méritent de retenir l'attention des cliniciens de tous pays. Et puisque nos confrères étrangers sont comme nous-mêmes parfois impuissants à maintenir leur autorité sur des malades qui restent à proximité de chez eux ou de leurs affaires, le fait de mettre la mer entre le malade et ses occupations doit présenter les mêmes avantages pour les habitants de l'un ou l'autre côté de la Manche.

STATIONS HYDRO-MINÉRALES

Pour passer du général au particulier et en tenant compte à la fois des inconvénients et des avantages des stations britanniques, il faut admettre que l'on ne devra y envoyer que peu de malades du Continent pour un traitement balnéaire intensif et pour ce traitement seul, car notre climat frais n'est point un adjuvant de ce mode de traitement. On ne pourra non plus y envoyer de nombreux malades pour la cure d'eau en boisson et pour cette cure seule, car nous ne possédons pas d'eaux qui n'aient leur équivalent sur le Continent. Cependant au point de vue purement climatique chacune des régions de notre pays a la très grande supériorité d'offrir le maximum d'avantages pour un but déterminé précisément à l'époque où la plupart des stations continentales et certainement toutes les villes d'eaux (excepté, peut-être, Saint-Moritz) n'offrent qu'un minimum d'avantages; ce but défini c'est l'exercice actif au grand air, et cette époque comprend presque

tout le mois de juillet ainsi que tout le mois d'août, c'est-à-dire
les mois d'été où il y a le plus de monde. Il est vrai que les villes
d'eaux étrangères offrent aux débiles des stimulants supérieurs à
la forme la moins pénible d'exercice physique, mais une promenade longue et rapide devient fort pénible pendant les fortes chaleurs, même pour les personnes en excellente santé. D'autre part,
le climat britannique plus frais permet toutes sortes d'exercices au
grand air.

Si nous prenons toutes ces considérations en bloc, nous voyons
tout de suite que parmi les malades étrangers auxquels nos villes
d'eaux conviennent le mieux il faudra comprendre ceux qui ont
besoin d'un climat relativement frais et qui peuvent marcher facilement ; ceux qui, en outre d'un changement complet, sont améliorés
par des bains ni trop chauds ni trop fréquemment répétés ; et enfin bien entendu ceux dont l'état est justiciable des eaux que nous
possédons.

Ces eaux peuvent être classées en eaux chlorurées (y compris les
eaux mères), chlorurées-sulfatées, alcalines-sulfatées, sulfureuses,
calcaires, ferrugineuses, et enfin ce groupe d'eaux auxquelles on
donne parfois le nom d'indéterminées, faute d'une appellation plus
satisfaisante ; à ces eaux on ajouterait, si une telle classification
était possible, les eaux radio-actives et celles qui contiennent de
l'azote et du barium.

Mais d'autre part nous ne possédons pas d'eaux arsénicales ni
d'eaux acidulées, ou contenant de l'acide carbonique, ce qui est
une lacune fort regrettable. Aussi n'a-t-on pas le droit de dire,
comme on le fait parfois à la légère, que nous possédons « toutes
les eaux célèbres des stations continentales ». Et il faut également
rejeter comme inexacte l'assertion injustifiée publiée il y a quelques années par un médecin de Londres et d'après laquelle nos
eaux n'auraient qu'une faible minéralisation. Pour ne citer que
quelques exemples, une de nos eaux chlorurées que l'on prend en

boisson est plus minéralisée que la plupart de ses rivales étrangères,
si bien que si elle était un peu plus concentrée elle serait imbuvable.
D'autre part, la plus forte de nos eaux ferrugineuses ne contient pas
moins de 5,4 0/00 d'un sel de fer; or, la plus forte des sources
ferrugineuses citées dans le manuel du Dr Huggard (Levico) contient 2,5 0/00, et Monte Teboso, la plus forte des eaux continentales connues, contient 3,2 de divers sels de fer. Encore plus
faibles sont les eaux de Spa (Belgique), 0,07, de Schwalbach, 0,08
et de Saint-Moritz, 0,04. Enfin nous possédons pour l'usage externe
une eau mère qui, si l'on en croit les analyses publiées, est la plus
concentrée de toute l'Europe.

Bien que l'on puisse compter en Grande Bretagne plus de soixante-
dix localités où l'on trouve des sources renfermant des sels ayant
des propriétés thérapeutiques, il n'y en a guère qu'une douzaine où
les ressources hydrologiques sont systématiquement exploitées et
où l'installation est suffisante pour que l'on puisse vraiment les
qualifier de villes d'eaux.

A Tunbridge Wells, jadis fameux pour ses eaux ferrugineuses,
les médecins ne recommandent plus l'usage des eaux, car la ville
s'est développée malencontreusement pour la position des sources ;
cette ville n'est donc plus à proprement parler une ville d'eaux,
c'est pourquoi nous ne l'avons pas décrite dans ce volume.

En ce qui concerne les installations de balnéothérapie et de physiothérapie, les villes d'eaux du Continent ont fait de rapides progrès depuis une dizaine d'années. L'émulation a été si considérable
que les prétentions de supériorité émises à cet égard par tel ou tel
pays ou même par telle ou telle station cessent d'être justifiées
presque tout de suite après que le prospectus qui en fait mention
est sorti de l'imprimerie. En Angleterre l'activité a été presqu'aussi
grande, et si l'on tient compte des améliorations accomplies, en
voie d'exécution ou en projet, nous ne perdons pas de terrain et
nous ne paraissons pas devoir en perdre. A l'étranger deux écoles

sont en présence : l'une estime que dans toute station on doit ajouter à l'installation balnéaire tous les accessoires de la physio-thérapie, tandis que l'autre est opposée à cette idée et estime que les eaux elles-mêmes seraient ainsi reléguées au second plan. En Angleterre l'opinion est moins divisée. La multiplication des traite-ments accessoires n'a pas jeté le discrédit sur les eaux, mais il est intéressant de noter au passage que dans une de nos stations on en est revenu à l'habitude primitive de ne faire usage que des eaux et cela de la façon la plus simple possible.

En ce qui concerne les distractions, si nécessaires aux malades qui passent des semaines ou même des mois loin de chez eux, au-cune de nos villes d'eaux ne présente la même animation ni le même mouvement que les stations continentales où l'on s'amuse le plus (et il y en a tout au plus six) ; et cependant les plus animées de nos villes d'eaux offrent tout autant de distractions à la portée des sé-dentaires que les autres stations continentales. Quant aux sports et aux jeux de plein air notre pays n'a pas de rival au monde.

Par suite de la simplicité de la cuisine anglaise et des habitudes d'activité physique de la population, les cartes de régime qui ont été établies dans la plupart des villes d'eaux ne sont pas d'un usage courant et le régime est, en général, appliqué par chaque médecin comme il l'entend.

En ce qui concerne le climat, le temps peu sûr, ou en d'autres termes les pluies excessives, est une des causes que l'on invoque souvent au point de vue du confort et du bien-être des visiteurs de toutes nos stations. Un des traits caractéristiques d'un climat in-sulaire est naturellement l'abondance des pluies, mais sur le Con-tinent aussi il arrive souvent que la saison thermale est complète-ment gâtée par la persistance des pluies. En juin, si l'on considère la moyenne des années, j'estime qu'il convient d'admettre la supé-riorité manifeste du climat de l'Europe centrale, car chez nous à cette époque il est impossible de prévoir si la chaleur sera suffi-

sante pour que le traitement balnéaire soit efficace, en tous cas
pour les sujets moins résistants. En juillet et en août on ne doit
préférer les stations continentales que pour les sédentaires, ou,
comme je l'ai dit plus haut, pour ceux dont le traitement a besoin,
comme adjuvant d'une cure balnéaire intensive, d'une température
ambiante élevée ; ou encore pour les personnes qui ont hérité d'habitudes spéciales du fait que leurs ascendants ont vécu pendant
des générations dans les régions tropicales ou presque. Quant au
mois de septembre, les chances sont en notre faveur, car ce mois
est souvent complètement sec en Angleterre, alors que dans l'Europe centrale le temps se gâte d'habitude pendant les dix premiers
jours du mois et devient alors pluvieux et froid. Pour les étrangers,
le climat dans ses rapports avec l'activité physique est le principal
facteur qui doit influencer le choix entre une station britannique
et une station continentale au cours de l'été ; ou encore, pour nous
exprimer en des termes quelque peu différents, nos stations peuvent être considérées par les étrangers comme des stations climatiques offrant les avantages des eaux minérales, et par nous comme
des stations thermales offrant les avantages du climat.

ETABLISSEMENTS « HYDROPATHIQUES »

Quelle que soit l'insuffisance de nos stations au point de vue du
nombre, cette insuffisance est largement compensée par les « hydros »
que l'on trouve partout en Grande-Bretagne. Nous avons étudié
plus haut ces institutions vraiment nationales. Les « hydros » offrent
de grandes ressources pour le traitement de nombreux malades
anglais ; et si l'on voulait y tenir compte des besoins spéciaux des
étrangers on y récolterait une riche moisson. Jusqu'à présent tout
visiteur étranger qui veut faire une cure dans un de ces établissements hydrothérapiques doit posséder notre langue et être disposé
à se conformer à nos coutumes.

Il est infiniment regrettable que le terme « hydro » soit appliqué indistinctement à des établissements qui diffèrent si complètement dans leur caractère et dans leur but, et il est à souhaiter que si l'on n'adopte pas une nouvelle dénomination on établisse du moins une liste de ceux qui sont assez bien installés et dirigés pour permettre l'application scientifique des méthodes hydrothérapiques.

STATIONS CLIMATIQUES DE L'INTÉRIEUR

Bien que la Grande-Bretagne possède bien peu de stations correspondant à ce que l'on appellerait en France des « stations climatiques », c'est-à-dire des stations admirablement situées où tout est organisé en vue des malades, celles que nous possédons sont de toute première valeur. Je prie nos confrères étrangers de vouloir bien croire qu'en Grande-Bretagne et en Irlande il serait bien difficile de trouver une région qui soit déplaisante ou qui ne soit pas parfaitement saine en été, et que pour ce qui est de l'air à la fois tonique et sédatif, il y a de par le monde bien peu d'endroits qui soient supérieurs aux stations climatiques décrites dans cet ouvrage.

SANATORIA POUR TUBERCULEUX

A première vue il peut paraître téméraire de dire qu'il y aurait avantage à ce que les malades étrangers vinssent se soigner dans nos sanatoria ; et cependant il n'en est point ainsi.

La tuberculose est une des maladies que l'on qualifiait jadis de « maladie anglaise », et ce qualificatif était même accepté par nous ; sa fréquence était mise sur le compte d'un vice inhérent à notre climat. Nous savons à l'heure actuelle que les habitudes d'un peuple sont responsables de la fréquence de la tuberculose bien plus qu'aucune particularité spéciale de l'atmosphère, et il est évident que parmi les personnes qui s'exposent le plus au grand air jour et nuit, c'est-à-dire parmi les classes oisives, la tuberculose devient si rare que l'on peut espérer la voir disparaître dans un avenir prochain.

Ainsi nous n'avons donc aucune raison de suspecter l'air de la Grande-Bretagne ; mais de même que le Dr Latham estime qu'il est préférable de conseiller à la plupart des malades anglais de se soigner dans leur pays natal, de même je n'estime pas qu'il faille envoyer à nos sanatoria la plupart des malades étrangers. Cependant l'exercice au grand air est une chose essentielle dans de très nombreux cas, et ainsi que je l'ai montré plus haut, notre climat offre pendant deux ou même trois mois de l'année des conditions uniques pour ce mode de traitement ; et si nous allons plus loin et si nous parlons du « travail en plein air », ce puissant adjuvant du traitement, nous verrons que nulle part on ne le comprend comme dans notre pays.

LE BORD DE LA MER

Si maintenant nous envisageons la question du bord de la mer, et surtout pendant l'été, je ne puis que répéter ce que j'ai déjà dit ailleurs.

Ce n'est pas aller trop loin que de dire des côtes de Grande-Bretagne que l'on y trouve partout en été un climat agréable, et cependant la variété est un de leurs traits essentiels. On y rencontre des villes et des villages à expositions infiniment variées, les uns à peine protégés contre le vent, les autres bien abrités dans des baies profondément creusées, et qui offrent de juin à septembre toute une gamme de climats toniques que l'on ne trouverait sur aucune autre côte d'Europe et que l'on ne rencontre qu'en Nouvelle-Zélande.

Le climat estival de notre côte méridionale (limitée à l'est par un point situé un peu au sud de Margate et par Penzance à l'ouest) peut être comparé à celui de la côte française entre Saint-Pol-sur-

Mer et Roscoff, ou même Le Conquet ; mais il y a tant de modifi-
cations dues aux facteurs locaux qu'il n'y a que bien peu de ressemblance entre chaque station prise en particulier. En hiver
cependant nos stations les plus abritées à l'ouest de Bournemouth
jouissent d'un climat plus doux que les stations de la côte
française qui leur fait face, car elles sont exposées au midi. En
France il n'y a pas de climat marin qui soit exactement compa-
rable à celui de la côte est de l'Angleterre, de Margate jusqu'au
nord de l'Ecosse, ni à celui de la côte ouest, de Weston-super-
Mare jusqu'aux Hébrides. D'autre part, nous n'avons rien qui
ressemble à la côte française d'Arcachon à Hendaye et encore
moins à la Côte d'Azur ; mais ces régions, et surtout la dernière,
n'entrent pas en ligne de compte comme stations d'été, du moins
pour les peuples du Nord.

A presque tous les points de vue les stations maritimes des deux
pays prêtent plutôt au contraste qu'à la comparaison. A ceux qui
recherchent les distractions un peu spéciales de Trouville nous
n'avons rien à offrir ; autant vaudrait chercher les Alpes à Enghien
ou le Quartier Latin à Paramé. D'autre part je ne connais pas en
Angleterre de petits coins comme ceux que l'on trouve souvent en
France, et dont Pourville peut être considéré comme le type. Les
localités de ce genre sont en général chez nous de simples petits
villages de pêcheurs et l'on n'y trouve pas comme en France des
hôtels confortables.

Si nous comparons nos stations maritimes à celles de l'Allemagne, les nôtres ont été depuis plus longtemps recherchées par les
malades ou par ceux qui veulent se distraire, et elles ont par conséquent les avantages, — et les désavantages, — de l'ancienneté.
Quelques-unes sont beaucoup plus grandes et le fait que les indigènes sont en majorité leur donne un aspect moins artificiel. Dans
les plus grandes de ces villes on trouve des kilomètres de promenades le long de la plage, souvent des abris contre la pluie, et des

routes carrossables peu accidentées. Et de fait c'est la reproduction stéréotypée de la promenade du bord de la mer qui donne à la station maritime anglaise son cachet distinctif. C'est là un caractère qui a une importance psychique tout autant que physique, car les attraits des orchestres et des baladins ne sauraient suffire à réunir au même moment et sur un espace restreint les foules qui donnent aux stations étrangères toute leur animation. Dans les hôtels le chef modifie ses recettes pour plaire aux insulaires et les plats sont d'une simplicité relative qui rappelle celle des tables de régime des stations continentales.

Les stations maritimes anglaises qui conviennent le mieux aux malades étrangers sont les stations moyennes. Les étrangers qui les ont visitées les disent très « comme il faut », bien administrées, et d'après eux il n'y a que peu de distractions susceptibles de gêner la bonne marche de la cure ; quant aux visiteurs étrangers qui ne les apprécient pas, et qui bien entendu n'auraient jamais dû y être envoyés, ils les trouvent insupportablement ennuyeuses. Dédaignées en Angleterre par « les gens chic », elles attirent au contraire les gens plus posés de l'aristocratie, des professions libérales et du commerce, et par conséquent, selon leurs goûts et leurs habitudes, les visiteurs étrangers les trouveront insupportables ou agréables.

Quant aux stations d'hiver on ne peut en parler avec la même autorité bien que l'on n'ait que l'embarras du choix, depuis Hastings à l'extrémité est de la côte méridionale, Bournemouth et Ventnor (île de Wight) vers le milieu, jusqu'aux villes côtières de l'ouest à l'extrémité du Promontoire de Cornouailles et jusqu'à la côte septentrionale de Cornouailles et du Devon, la côte de Dorset et une partie de la côte du Pays de Galles. A cette liste on peut ajouter quelques points favorisés de l'Ecosse et de l'Irlande. Toutes ces régions ont été décrites en détail dans les chapitres qui précèdent, aussi n'avons-nous que quelques remarques à ajouter ici.

Ces stations ne sauraient probablement convenir aux malades venant des pays chauds ; mais de même qu'elles offrent certains avantages aux Anglais, de même on peut les recommander aux étrangers qui vivent sous des lattitudes peu différentes de la nôtre.

Les convalescents trop faibles pour faire beaucoup d'exercice feront sans doute de plus rapides progrès dans les pays où le soleil brille plus souvent qu'en Angleterre ; mais plus tard, lorsque la marche leur sera devenue plus facile, nos stations hivernales auront pour eux de grands avantages. La plupart d'entre nous, bien portants ou malades, apprécient fort les belles journées de la Riviera ou des régions analogues, mais après que l'on y a passé plusieurs hivers les facultés de résistance au froid du printemps ou même du début de l'été dans les pays plus septentrionaux se trouvent diminuées. D'autre part, une saison d'hiver dans nos stations, avec une température moyenne de 5° ou 6° plus basse, fortifie le malade déjà amélioré jusqu'à un certain point.

Il convient aussi de remarquer que telle personne venant du centre de l'Europe, où il fait excessivement chaud l'été et excessivement froid l'hiver, et où il fait également excessivement sec toute l'année, peut se fort bien trouver d'un climat plus égal et beaucoup plus humide. Les malades recherchent par dessus tout le changement, mais nous autres insulaires sommes si habitués à trouver le changement qui nous est favorable dans un air plus sec que nous avons peine à comprendre une chose bien simple cependant, à savoir qu'il y a dans l'Europe centrale une population considérable dont la santé est affaiblie par la déshydratation prolongée de la peau qui résulte de l'excessive sécheresse de l'air. Ce sont ces personnes qui, comme Frankenhaüser l'a montré, ont besoin de réhydratation et par conséquent de régulariser les fonctions d'évaporation de la peau en se baignant soit dans la mer, soit dans l'une des eaux chlorurées que l'on rencontre à profusion en Allemagne. Cependant Frankenkaüser ne montra pas que le but à atteindre

le serait plus sûrement si le malade faisait un séjour dans un
climat où l'atmosphère est très humide comme celui que l'on
trouve dans les îles Britanniques en toute saison, surtout près
de la côte ou à proximité de la côte. Donc les indications des
stations britanniques de la côte et de l'intérieur dépendent surtout
de certaines particularités de climat : et ceci me permet de conclure
par une remarque sur laquelle on ne saurait trop insister, à savoir
que l'on ne doit pas considérer les stations continentales comme
les rivales des stations anglaises, et vice versa : car à part des
différences de climat elles se complètent mutuellement.

TABLE DES MATIÈRES

—

DEUXIÈME PARTIE

Stations maritimes

<hr>

Saint-Amand (Cher). — Imprimerie BUSSIÈRE

BIBLIOTHEQUE NATIONALE DE FRANCE
3 7531 03286237 8

9 782019 235338